针管兄弟的人体大冒险

【日】上谷夫妇/著
【日】竹内修二/日文审校
刘旭阳/译
李奎/中文审校

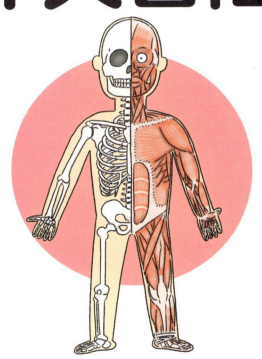

中国出版集团　现代出版社

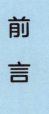
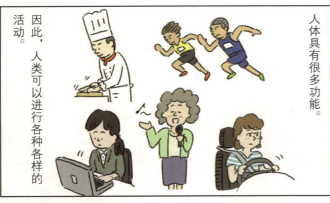
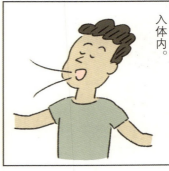
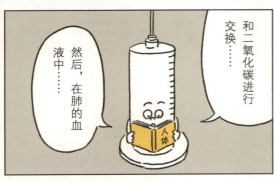
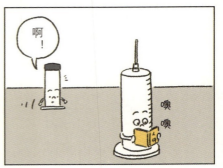
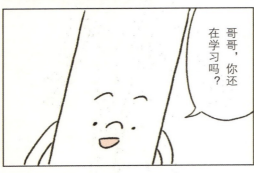
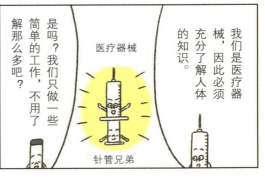
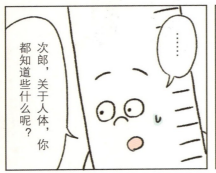

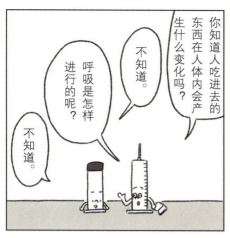
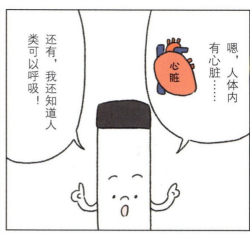
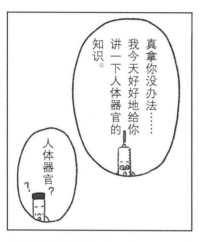
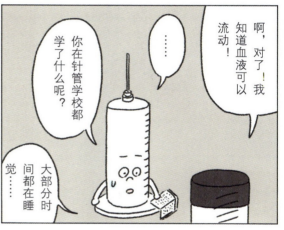
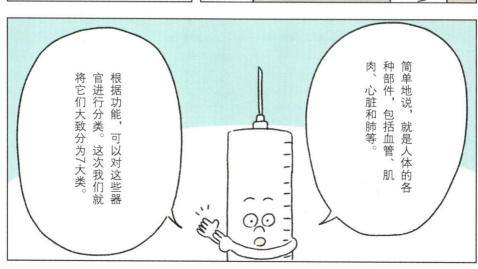

人体器官分类

运动系统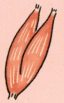
颅骨和肱二头肌等

消化系统
胃和小肠等

呼吸系统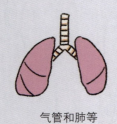
气管和肺等

循环系统
心脏和血管等

泌尿系统和生殖系统
肾脏和膀胱等

神经系统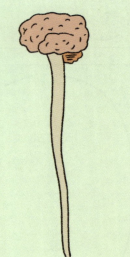
脑和脊髓等

感觉系统
眼睛和耳朵等

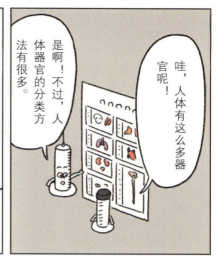
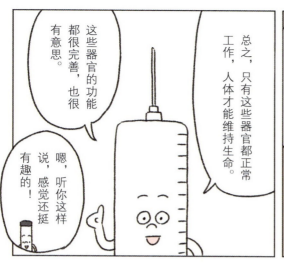

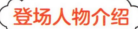

针管次郎

针管兄弟中的弟弟，针管的下部。不是很熟悉人体知识。

针管太郎

针管兄弟中的哥哥，针管的上部。热爱学习，对人体知识很熟悉。

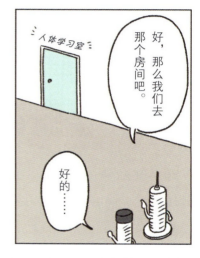

> **作者寄语**
>
> 　　人体可以说是我们最熟悉的东西了。但是，人体内有很多我们无法看到的结构。
>
> 　　为什么会咳嗽？为什么紧张的时候心跳会加速？大便是由什么构成的？通过本书，你可以了解人体结构的知识，然后去和别人分享。
>
> 　　现在，就让我们和针管兄弟一起探索人体的秘密吧！
>
> 　　　　　　　　　　　　　　　　　　　　　　　　　　上谷夫妇

目录

- 前言 ·· 2
- 本书的使用方法 ································ 10

第 1 章　运动系统 ······································· 11

- 漫画　什么是骨骼和肌肉? ············ 12
- 骨骼 ·· 14
- 漫画　关节 ···································· 18
- 肌肉 ·· 20
- 漫画　快肌和慢肌 ························ 22
- 针管兄弟的 原来如此 专栏
  肌肉疼痛和骨折 ······················ 24

第 2 章　消化系统 ······································· 25

- 漫画　什么是消化系统? ················ 26
- 口腔 ·· 30
- 漫画　舌头和唾液 ························ 32
- 食管 ·· 33
- 胃 ·· 34
- 小肠 ·· 36

- 大肠 …………………………… 38
- 漫画 食物变成大便之前的旅行 … 40
- 肝脏 …………………………… 42
- 胆囊和胰腺 …………………… 44
- 漫画 消化液对决 …………… 46

- 针管兄弟的 原来如此 专栏

  癌症是一种什么样的疾病呢？…… 48

第3章 呼吸系统 …………………………… 49

- 漫画 什么是呼吸系统？ …… 50
- 鼻子 …………………………… 52
- 咽喉（咽和喉）………………… 54
- 气管和支气管 ………………… 56
- 漫画 防御功能 ……………… 57
- 肺 ……………………………… 58

- 漫画 空气的通道 …………… 60
- 针管兄弟的 原来如此 专栏

  咳嗽、打喷嚏、打嗝儿的意义 …… 62

第4章 循环系统 …………………………… 63

- 漫画 什么是循环系统？ …… 64
- 心脏 …………………………… 68
- 漫画 心脏的运动方式 ……… 70
- 血液 …………………………… 72
- 血管 …………………………… 74
- 淋巴管和淋巴液 ……………… 76

- 针管兄弟的 原来如此 专栏

  生活习惯病是什么？ ………… 78

第 5 章　泌尿系统和生殖系统 ……………………………… 79

- 漫画　什么是泌尿系统和生殖系统？ …………………… 80
- 肾脏 ………………………… 84
- 膀胱 ………………………… 86
- 生殖器（男性）…………… 88
- 生殖器（女性）…………… 89
- 漫画　男性和女性的差异 …………… 90

第 6 章　神经系统 ………………………………………… 91

- 漫画　什么是神经系统？ ………… 92
- 脑 …………………………… 96
- 漫画　记忆 ………………… 100
- 脊髓 ………………………… 102
- 漫画　周围神经 …………… 104
- 周围神经 …………………… 107

- 针管兄弟的 原来如此 专栏

　通过突触传递信息的过程 ……… 108

第 7 章　感觉系统 ……………………………… 109

- 漫画　什么是感觉系统？………… 110
- 眼睛 …………………………… 112
- 漫画　眼睛可以看到事物的过程… 114
- 耳朵 …………………………… 116
- 皮肤 …………………………… 118
- 漫画　感觉的敏锐程度 ………… 120
- 毛发 …………………………… 122
- 指（趾）甲 …………………… 123

- 针管兄弟的 专栏

　什么是过敏？……………………… 124
- 结语 …………………………… 125
- 索引 …………………………… 126

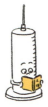

本书的使用方法

主要器官的名称及位置
各章最开始的漫画，对各个器官系统的主要器官的名称和部位进行介绍。

漫画
通过漫画介绍各种器官，并说明其功能。

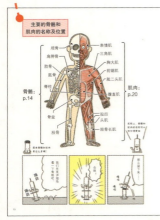

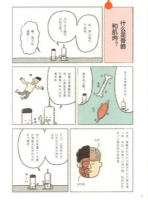

各种事项

- **详细事项**
  对各种器官的功能和分类等进行详细介绍。

- **想要分享的事项**
  在你看完之后会忍不住想要向其他人分享的事项。全部看完之后，你也可以变成人体博士。

- **发生在身边的事项**
  为什么吃很热的东西时会流鼻涕？书中会介绍这些发生在人体上的不可思议的事项。

名称
介绍器官名称或总称。

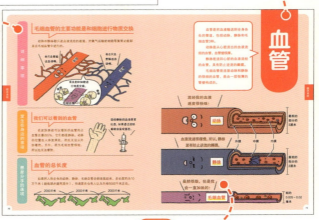

特征
通过漫画角色对这个器官的厉害之处和特征进行说明。

和我们一起探索人体的不可思议之处吧！

针管兄弟

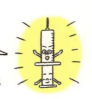

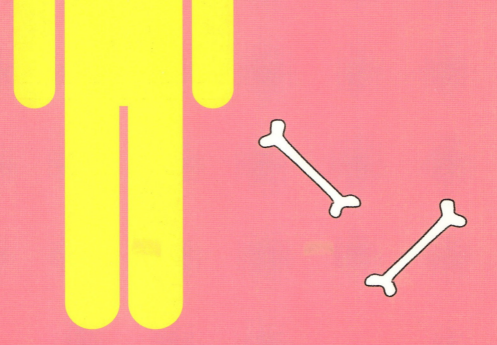

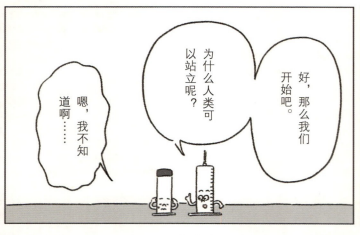

什么是骨骼和肌肉？

好，那么我们开始吧。

为什么人类可以站立呢？

嗯，我不知道啊……

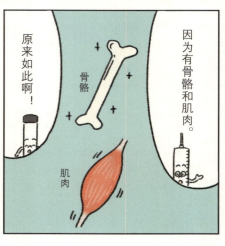

因为有骨骼和肌肉。

骨骼

肌肉

原来如此啊！

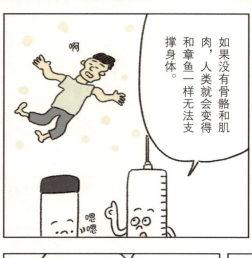

如果没有骨骼和肌肉，人类就会变得和章鱼一样无法支撑身体。

啊

嗯嗯

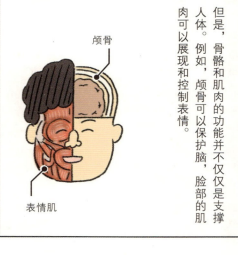

但是，骨骼和肌肉的功能并不仅仅是支撑人体。例如，颅骨可以保护脑，脸部的肌肉可以展现和控制表情。

颅骨

表情肌

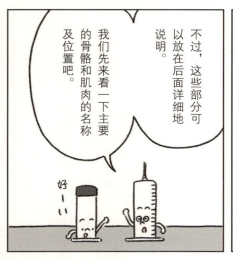

不过，这些部分可以放在后面详细地说明。

我们先来看一下主要的骨骼和肌肉的名称及位置吧。

好——

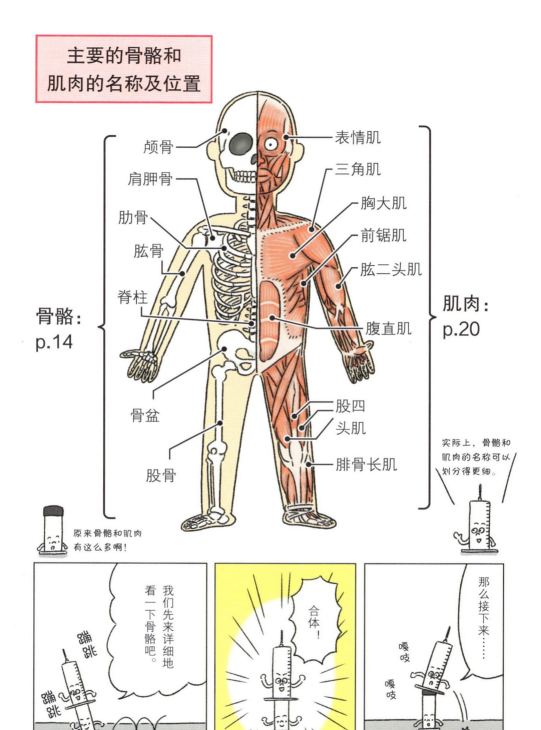

骨骼

骨骼非常坚硬、结实，是构成人体的基础。成人的体内共有约206块骨头，它们有着各种各样的功能。另外，人们大多认为骨骼不会发生变化，但是实际上骨骼是可以在被破坏后再生的，是"活"的器官。骨骼内部既有血管，也有细胞※。这些细胞的周围有很多含钙物质，这也是骨骼很坚硬的原因。

※ 人体内大约有37兆个细胞，它们种类多样，包括肌肉细胞和神经细胞等。

运动系统

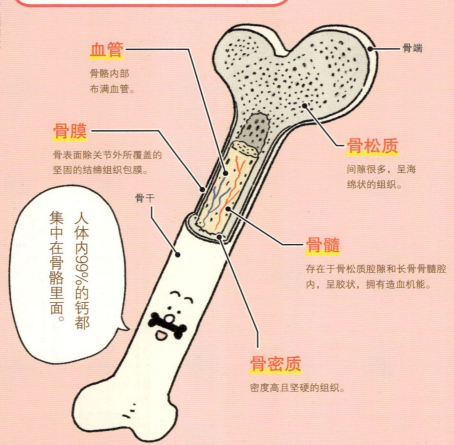

血管
骨骼内部布满血管。

骨膜
骨表面除关节外所覆盖的坚固的结缔组织包膜。

骨干

骨端

骨松质
间隙很多，呈海绵状的组织。

骨髓
存在于骨松质腔隙和长骨骨髓腔内，呈胶状，拥有造血机能。

骨密质
密度高且坚硬的组织。

人体内99%的钙都集中在骨骼里面。

运动系统

详细事项

骨的功能

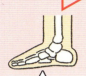
支撑身体

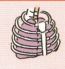
保护内脏和脑

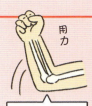
用力
使身体运动

制造血液的成分

储存钙质

当血液中的钙质随着汗液和尿液排出体外而变得不足时,骨骼中储存的钙质就会被释放出来。

骨的种类

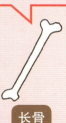
长骨
像木棒一样细长的骨骼,如股骨、肱骨等。

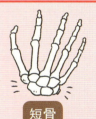
短骨
像小石子一样的骨骼,如腕骨、踝骨等。

扁骨
形状扁平的板状骨骼,如肩胛骨、髋骨等。

不规则骨
骨内有含气的空腔的骨骼,如颅骨的一部分(鼻周围的骨)等。

骨的尺寸

人体内最大的骨骼是位于大腿部位的股骨,长度约为身高的1/4。而在有具体名称的骨骼中,最小的骨骼是耳朵里的镫骨,长度约3毫米。

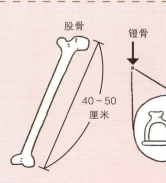
股骨　镫骨
40~50厘米
3毫米

※ 软骨组织，与通常的骨骼成分不同。

运动系统

骨的成长

发生在身边的事项

婴儿

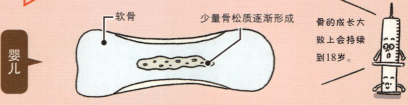

骨的成长大致上会持续到18岁。

这时候的骨骼绝大部分是软骨※，但是中心部分的细胞开始变为成骨细胞，逐渐制造出坚硬的骨。

幼儿

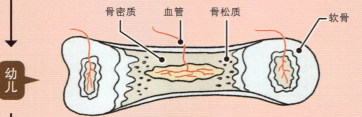

骨骼内部开始产生血管。软骨部分减少，骨密质和骨松质部分增多。骨整体上质地较软。

10~18岁

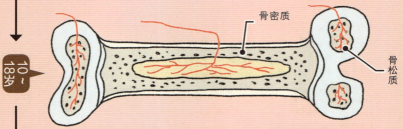

骨的长度和粗度增加，骨端部分由软骨变为硬骨。

成人

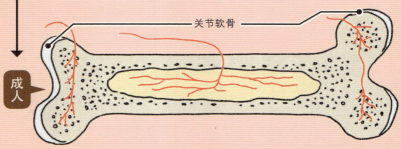

软骨基本消失（除了关节部位），骨的成长停止。在这以后，骨会变粗，但是不会再变长。

16

运动系统

想要分享的事项

成人和儿童的骨数量

婴儿全身的骨有300块以上。随着生长发育，骨骼之间会发生粘连。因此，在长大成人之后，骨数量会减少到206块左右。

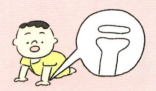
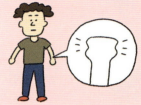

骨也会再生吗？

骨的长度停止生长后，骨还会再生，这被称为"骨代谢"。每隔3~5年，人体全身的骨会被更新为新的骨。

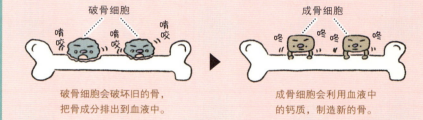

破骨细胞会破坏旧的骨，把骨成分排出到血液中。

成骨细胞会利用血液中的钙质，制造新的骨。

骨质疏松症

由于衰老等原因，骨代谢的平衡被打破，新的骨的形成速度减慢，最终导致骨变成密度稀疏的状态，这就是常说的"骨质疏松症"。

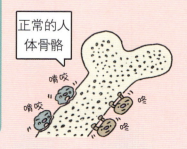

正常的人体骨骼

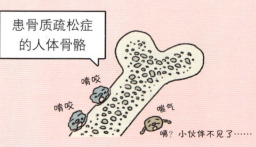

患骨质疏松症的人体骨骼

咦？小伙伴不见了……

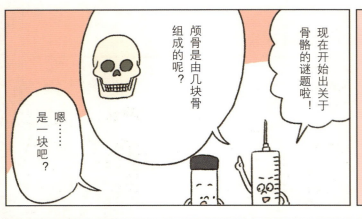

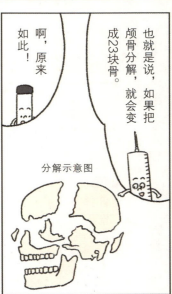

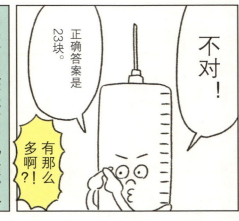

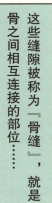

纤维连接
骨之间靠致密结缔组织紧密地连接在一起。

韧带连接
通过韧带这种绳状结构连接起来,如腕骨、足骨等。

软骨
软骨连接
骨骼之间通过软骨连接起来,如脊柱(脊骨)等。

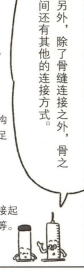

前面我们介绍的都是骨与骨之间牢固地固定在一起的方式。

此外，有些骨虽然连接在一起，但是仍然可以活动，这就要提到「关节」了。

在关节部位，骨之间通过关节囊和韧带连接起来。因此，骨可以顺畅地活动，而不会错位。

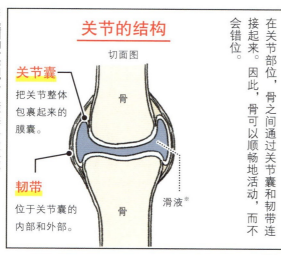

关节的结构

切面图

关节囊：把关节整体包裹起来的膜囊。

韧带：位于关节囊的内部和外部。

骨 / 骨 / 滑液※

※ 起到润滑作用，可以使关节活动顺畅。

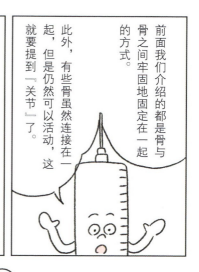

关节的主要种类

车轴关节
一侧的骨骼作为中轴旋转，另一侧起到支撑作用，如手肘关节等。

铰链关节
形状像门上的铰链一样，只可以单向运动，如膝关节等。

鞍状关节
像马鞍一样组合在一起，可以前后左右活动，如大拇指的根部关节等。

球窝关节
可以前后左右活动，能旋转，是活动范围最大的关节，如肩关节、股关节等。

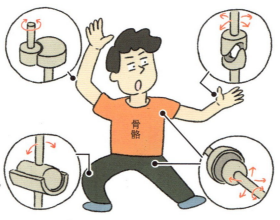

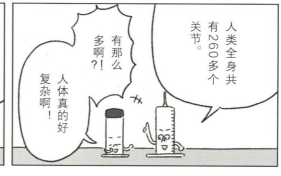

人类全身共有260多个关节。

有那么多?! 人体真的好复杂啊！

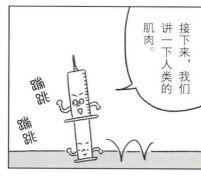

接下来，我们讲一下人类的肌肉。

蹦跳 蹦跳

肌肉

运动系统

　　肌肉是由以蛋白质为主要成分的纤维组合在一起形成的。肌肉通过连接骨骼使人体活动，此外，还有保护内脏的作用。

　　可以使人体活动的肌肉被称为"骨骼肌"。多块骨骼肌组合在一起，可以使人体做出复杂的动作。此外，骨骼肌的形状各不相同，可以按照形状对骨骼肌进行分类。

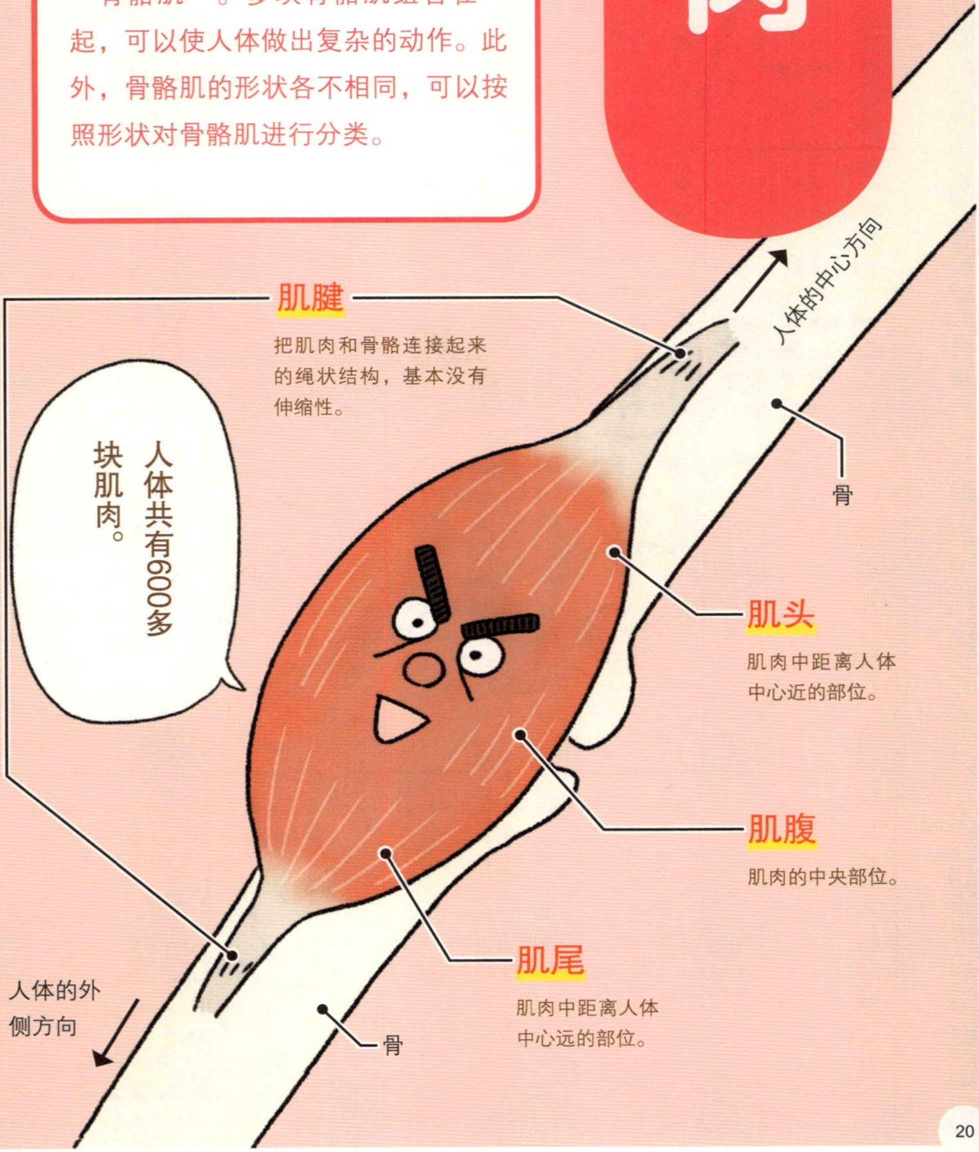

肌腱
把肌肉和骨骼连接起来的绳状结构，基本没有伸缩性。

人体的中心方向

骨

人体共有600多块肌肉。

肌头
肌肉中距离人体中心近的部位。

肌腹
肌肉的中央部位。

肌尾
肌肉中距离人体中心远的部位。

人体的外侧方向

骨

运动系统

详细事项

肌肉的大致分类

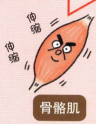
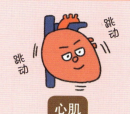
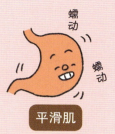

骨骼肌
最常见的肌肉，可以起到连接骨骼、使人体活动的作用。可以有意识地活动。

心肌
形成整个心脏的肌肉。心肌的跳动不受人的意识控制。

平滑肌
可以使胃等内脏运动的肌肉。平滑肌的运动不受人的意识控制。

骨骼肌的种类

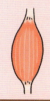

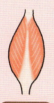
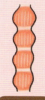

纺锤状肌
最基本的形状，如上臂肌[※1]等。

二头肌
有两个肌头的肌肉[※2]，如肱二头肌等。

羽状肌
像鸟的羽毛一样的形状，如腓骨长肌等。

多腹肌
有多个肌腹的肌肉，如腹直肌等。

锯肌
像锯齿一样的形状，如前锯肌等。

想要分享的事项

什么是肌肉拉伤？

如果没有进行热身运动就急急忙忙地跑步，很容易导致肌肉的一部分发生断裂，这就是"肌肉拉伤"。一旦发生肌肉拉伤，一般需要3~5周时间才能痊愈。

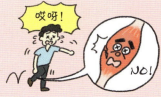

※1 肱二头肌以及更内侧的肌肉。　　※2 除了二头肌，还有三头肌和四头肌。

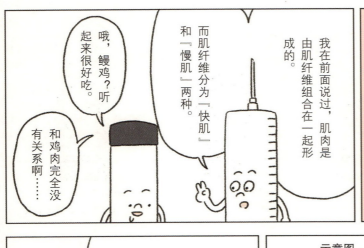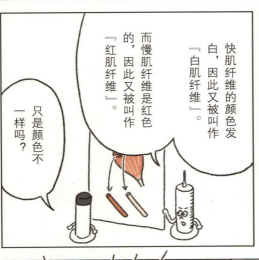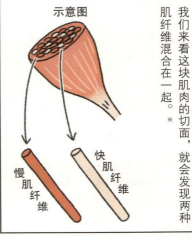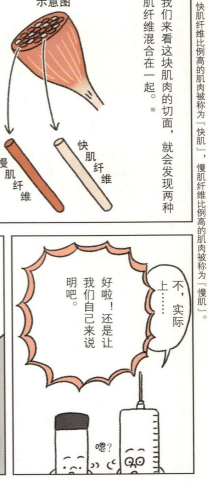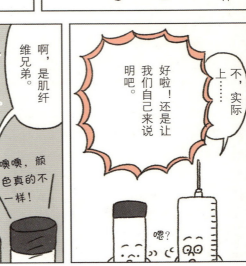

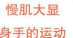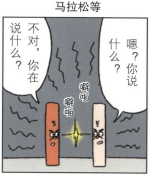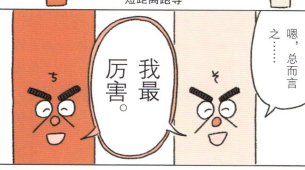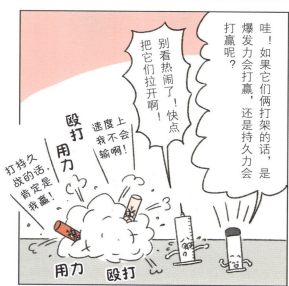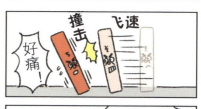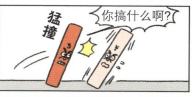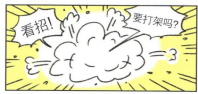

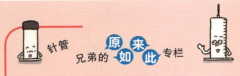

肌肉疼痛和骨折

和肌肉、骨骼有关的伤病，主要是肌肉疼痛和骨折。

肌肉疼痛，是因为肌肉使用不当而造成的肌纤维损伤，进一步发炎、肿胀，人体会释放使人感觉疼痛的物质。肌纤维本身不会使人感到疼痛，而是使人感觉疼痛的物质覆盖在肌肉的薄膜上而产生痛感。实际上，从肌纤维损伤到人体感觉到疼痛需要经过一段时间。

容易造成肌肉疼痛的情况，是类似于拿着东西再放下时伸展肌肉的运动。这种运动很容易造成肌纤维疼痛。比如，把装满牛奶瓶的箱子搬起来再放下，做类似这样的运动一定要小心。

骨折从广义上说就是骨折断了。但是，骨折有很多种类，包括正面折断的横断骨折；斜方向折断的斜骨折；旋转着折断的螺旋骨折；骨骼表面出现裂缝，但是骨骼本身仍连在一起的青枝骨折；因为受力被压迫而折断的压缩性骨折；骨骼的一部分脱离的分离骨折；骨破碎的粉碎骨折；骨骼以外的人体组织也被损伤的复杂骨折；只有骨折断，没有其他损伤的单纯骨折；反复受力后折断的疲劳骨折；等等。

在发生骨折之后，可以通过很多方法进行治疗。比如，可以用石膏固定直到骨长好。还可以通过手术把金属螺钉和金属板放置在人体内，把骨固定住。骨本身具有造骨能力，通过把骨固定住不让它移动，折断的部位就会慢慢长好。

除了骨折之外，骨骼疾病还包括使骨变脆的骨质疏松症。新的骨不断被制造出来，老的骨不断被破坏。但是，再造骨需要钙，如果因为缺钙等原因，造成骨的再生和破坏的平衡被打破，就很可能会患上骨质疏松症。如果患上骨质疏松症，即使是打喷嚏也可能会导致骨折。因此，我们一定要勤补钙、适度地晒太阳、适量运动，从而使骨变得健壮。

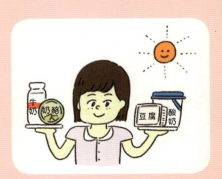

第2章
消化系统

口腔 / 食管 / 胃 / 小肠 / 大肠 / 肝脏 / 胆囊和胰腺

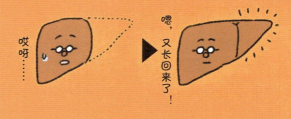

什么是消化系统？

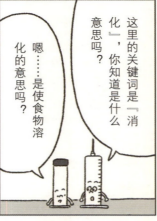

这里的关键词是"消化"，你知道是什么意思吗？

嗯……是使食物溶化的意思吗？

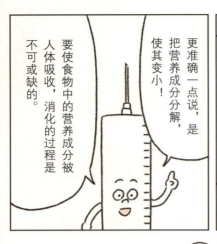

更准确一点说，是把营养成分分解，使其变小！

要使食物中的营养成分被人体吸收，消化的过程是不可或缺的。

人体必需的营养成分

为了生存，人体需要以下6种营养成分：

蛋白质
构成内脏、肌肉、血液等的基础。

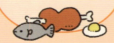

碳水化合物
可以转化为能量，使人体健康地活动，是糖分和食物纤维的总称。

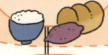

脂肪
维持体温和力量的源泉。

这三种合起来被称为"三大营养成分"！

微量元素
构成骨骼、毛发、皮肤等的一部分，可以保障神经和肌肉正常运行。

维生素
保障人体内的化学反应，比如，使碳水化合物转化为能量。

水分
人体的大约60%都是由水分构成的。如果人类完全不摄入水分，几天后就会死亡。

 噢噢

很多人认为水分并不是营养成分，但是对于人体来说水分是不可缺少的。

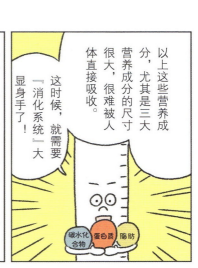
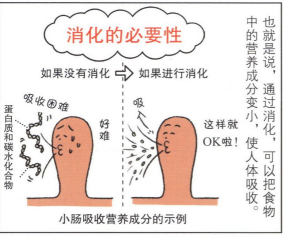

以上这些营养成分,尤其是三大营养成分的尺寸很大,很难被人体直接吸收。

这时候,就需要"消化系统"大显身手了!

消化的必要性

如果没有消化 ⇨ 如果进行消化

小肠吸收营养成分的示例

也就是说,通过消化,可以把食物中的营养成分变小,使人体吸收。

还有,大致上可以把消化分为两种,就是"机械性消化"和"化学性消化"!

消化

机械性消化

通过牙齿咬碎、胃搅拌混合等方法施加外力,从而使营养成分变小。

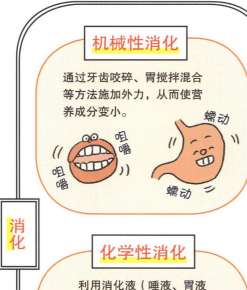

化学性消化

利用消化液(唾液、胃液等)中含有的消化酶,使营养成分变小。

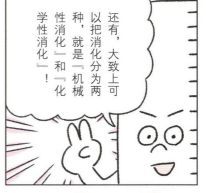

什么是消化酶?

有助于分解营养成分的物质。消化酶的种类很多,每种消化酶都对应着可以分解的对象(营养成分)。

我负责消化淀粉!

淀粉酶[※1]

我负责消化蛋白质哦!

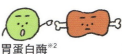

胃蛋白酶[※2]

※1 唾液中的消化酶。　　※2 胃液中的消化酶。

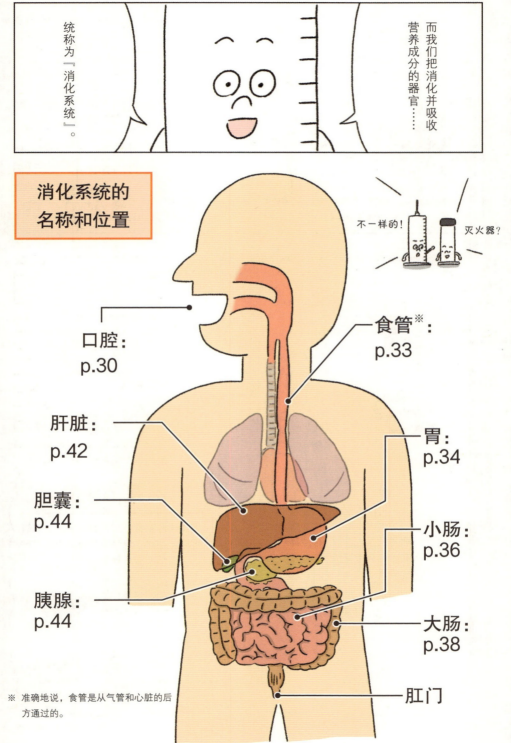

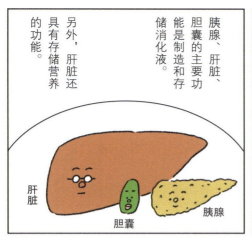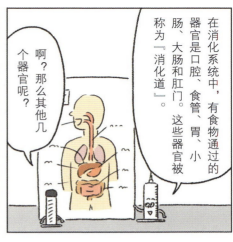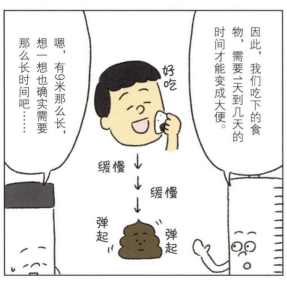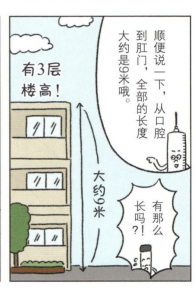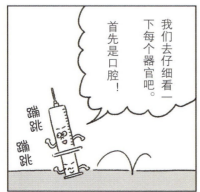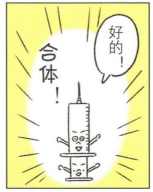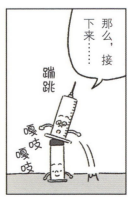

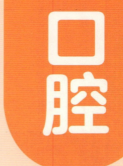

口腔

消化系统

口腔※是对食物进行消化的起点。口腔里的牙齿、舌头和唾液（口水）等结构有助于消化食物，而且口腔中的肌肉也很发达，可以嚼碎食物。此外，口腔不仅具有消化食物的功能，牙齿、舌头和嘴唇还可以起到发声的作用。

顺便说一下，"口腔"是指人体从口到咽喉的部分。

※ 腔的意思是「人体内形成空间的部位」。

食物会发生什么变化？

被牙齿咬碎的食物，与唾液混合，变成粥状物。

要多嚼一会儿哦！
黏稠状
黏稠状

关于辨别味道的机制，见p.32。

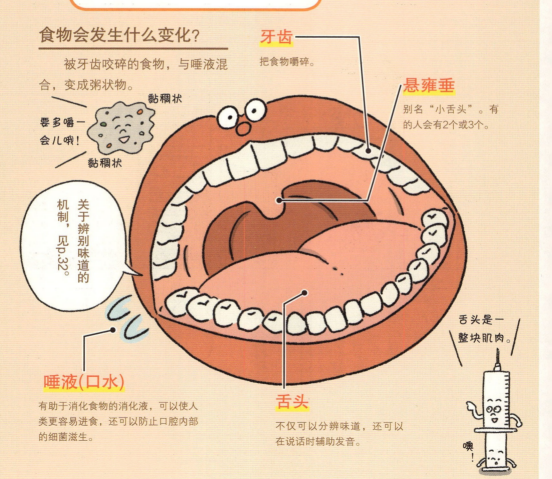

牙齿
把食物嚼碎。

悬雍垂
别名"小舌头"。有的人会有2个或3个。

唾液（口水）
有助于消化食物的消化液，可以使人类更容易进食，还可以防止口腔内部的细菌滋生。

舌头
不仅可以分辨味道，还可以在说话时辅助发音。

舌头是一整块肌肉。

噢！

30

消化系统

详细事项

年龄和牙龄的数量

3岁左右 — 20颗
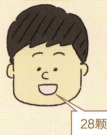
12岁左右 — 28颗
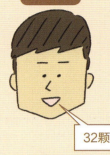
20岁左右 — 32颗

从出生后6个月左右开始长出乳牙，到3岁左右乳牙长齐。

从6岁左右开始长出恒牙，到12岁左右乳牙全部换成恒牙。

口腔最内侧的"智齿"开始长出，恒牙长齐。

发生在身边的事项

长出蛀牙的原理

变成蛀牙的牙齿无法恢复正常。我们一定要认真刷牙，防止产生蛀牙。

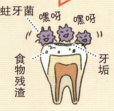
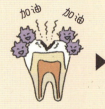
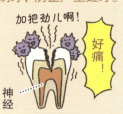

①蛀牙菌聚集在食物残渣附近，形成细菌的集群，就是"牙垢"。

②牙垢释放出酸性物质，溶解牙齿，形成小洞。

③蛀牙进一步恶化，到达牙齿中的神经，这时候人会感觉很痛。

想要分享的事项

牙齿形状是独一无二的

和指纹一样，每个人的牙齿形状也是独一无二的。因此，在侦查犯罪事件或发生自然灾害时，可以用牙齿形状来鉴定身份。

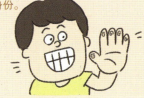

具有神奇舌头的动物们

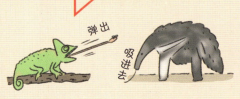

变色龙的舌头是身体长度的1.5倍。它的舌尖处分泌的黏性液体可以用来捕捉虫子。

食蚁兽的舌头长约60厘米。它能把鼻子和舌头伸到蚁穴里面，捕食蚂蚁。

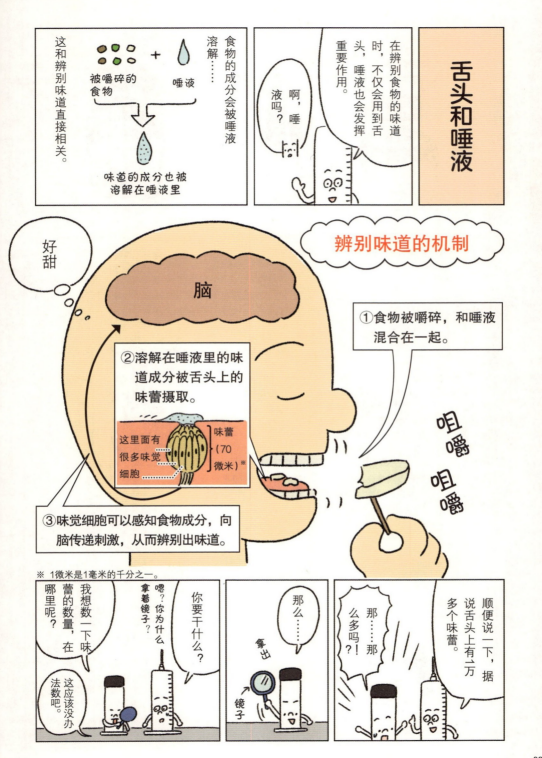

食管

消化系统

食管是连接咽喉和胃的细长的管道。食管可以把从口腔吃进体内的食物搬运到胃里。

成人的食管长度是25～30厘米。食管内有3个狭窄部位，比其他部位更细。食物很容易在这3个部位发生堵塞。

详细事项

食管的结构

切面为层状，内侧可以分泌黏液，使食物顺畅通过。

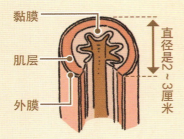

黏膜／肌层／外膜／直径是2～3厘米

食管和气管的关系

食管和气管在人体内是前后并行排列的。根据咽喉的特殊结构，食物会进入食管，空气会进入气管。

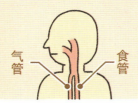

气管／食管

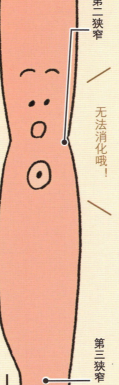

咽喉↑／第一狭窄／第二狭窄／无法消化哦！／第三狭窄／胃↓

食物会发生什么变化？

食管通过不断伸缩※，可以强制性地把食物输送到胃里。

※ 这叫"蠕动运动"。

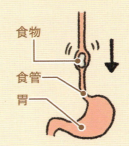

食物／食管／胃

发生在身边的事项

不管是倒立还是躺着吃东西，食物都会随着食管的运动被输送到胃里。

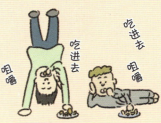

吃进去／咀嚼／吃进去／咀嚼

请不要模仿哦！

> 胃是通过食管连接的内脏，因为形状像一个口袋，所以又被叫作"胃袋"。
>
> 胃的功能主要有以下两项：临时存储食物；通过胃液，对食物进行杀菌和消化。在胃里变成糊状的食物被一点点输送到小肠里面。
>
> 有一点经常被人们误解，那就是实际上胃并没有吸收营养的功能。

消化系统

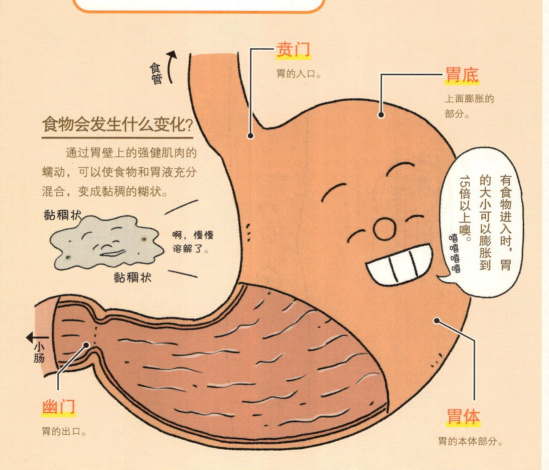

食物会发生什么变化?

通过胃壁上的强健肌肉的蠕动，可以使食物和胃液充分混合，变成黏稠的糊状。

黏稠状

啊，慢慢溶解了。

黏稠状

食管

贲门 胃的入口。

胃底 上面膨胀的部分。

有食物进入时，胃的大小可以膨胀到15倍以上噢。嘻嘻嘻嘻

小肠

幽门 胃的出口。

胃体 胃的本体部分。

消化系统

详细事项

什么是胃液？

胃液是胃的黏膜分泌的具有强酸性的消化液。除了有助于消化，胃酸还有杀菌能力，因此胃里的食物不会腐烂。

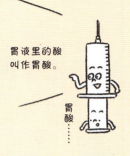

胃液里的酸叫作胃酸。

胃壁的结构

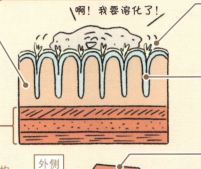

黏膜 分泌胃液和黏液的部位。

肌层

胃部的肌肉是三层结构。这三层结构分别发生纵向运动、横向运动和斜方向运动，因此可以把胃里的物质充分地混合。

胃液 含有消化酶和胃酸。

黏液 可以防止胃的表面被胃酸腐蚀。

纵肌（纵向运动）
环肌（横向运动）
斜肌（斜方向运动）

发生在身边的事项

"肚子叫"的原理

在胃里空的时候，胃还是会定期地蠕动的。这时候，被推动的空气会挤压胃和肠的表面，发出响声。

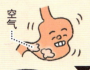

空气 / 定期地运动、运动！

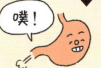

噗！ / 啊，肚子叫了，嘻嘻！

胃上会出现小洞吗？

幽门螺杆菌和生活压力等，会造成胃的功能减弱，这时候胃液就会对胃壁造成损伤，进而形成胃溃疡。

这时候，人们会以为就是胃上出现了小洞，但是实际上绝对不会出现小洞。

胃溃疡的原因

幽门螺杆菌　　吸烟、喝酒　　生活压力

小肠

消化系统

　　小肠和胃连接的部位，是消化道里消化和吸收最活跃的地方。小肠全长约6米，在肚子中盘曲在一起。从入口开始，小肠依次可以分为十二指肠、空肠、回肠等三部分，而占比最大的是空肠和回肠。

　　除了消化，小肠还可以吸收营养成分。为了提高吸收营养成分的效率，小肠内侧有很多细微的褶皱。

食物会发生什么变化？

进一步消化后，营养成分和水分被吸收。

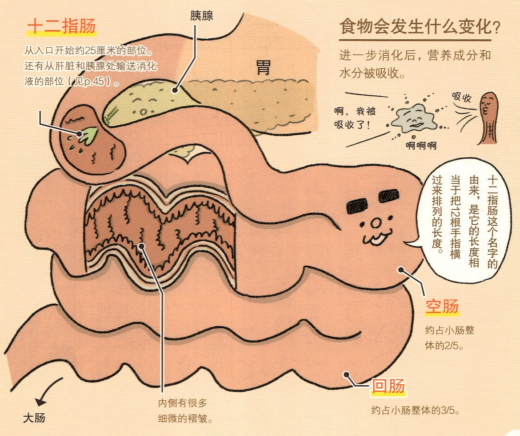

十二指肠
从入口开始约25厘米的部位。还有从肝脏和胰腺处输送消化液的部位（见p.45）。

胰腺

胃

啊，我被吸收了！

吸收

啊啊啊

十二指肠这个名字的由来，是它的长度相当于把12根手指横过来排列的长度。

空肠
约占小肠整体的2/5。

回肠
约占小肠整体的3/5。

大肠

内侧有很多细微的褶皱。

小肠的切面和结构

小肠内壁上有很多褶皱,褶皱表面有细小的凸起(绒毛)。因为这种结构,小肠的表面积变大,也更容易吸收营养成分了。

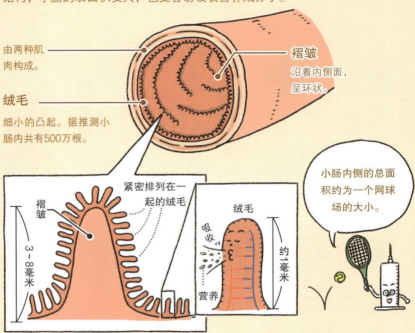

由两种肌肉构成。

褶皱 沿着内侧面,呈环状。

绒毛 细小的凸起。据推测小肠内共有500万根。

紧密排列在一起的绒毛

褶皱 3~8毫米

绒毛 约一毫米 吸收 营养

小肠内侧的总面积约为一个网球场的大小。

小肠的别名是"暗黑大陆"吗?

小肠很狭长,而且蜷曲在一起,在从前很难进行精密检查,因此得到了这个别名。不过,现在有了胶囊式内窥镜和气球式内窥镜等新发明,已经可以对小肠进行精密检查了。因此,现在我们不再用这个别名叫小肠了。

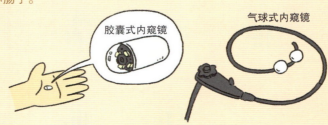

胶囊式内窥镜　气球式内窥镜

大肠

大肠是连接小肠的部位，也是消化道的最后一段。

它的主要功能是吸收水分。大肠比小肠要稍微粗一些，全长约1.5米，包括盲肠、结肠和直肠三部分。

小肠对食物进行消化并吸收营养，形成黏稠状物质。大肠会进一步吸收水分，最终形成大便，通过肛门排出体外。

消化系统

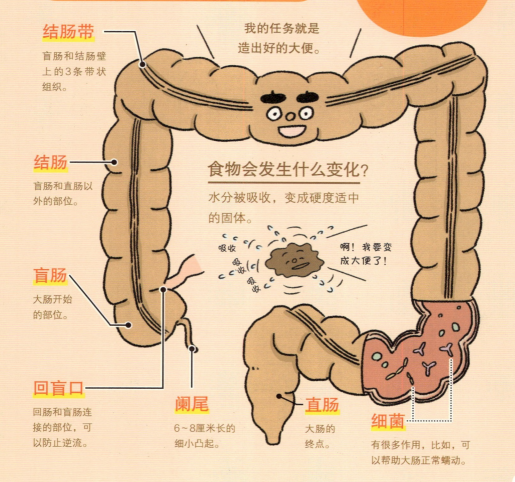

结肠带
盲肠和结肠壁上的3条带状组织。

我的任务就是造出好的大便。

结肠
盲肠和直肠以外的部位。

食物会发生什么变化？
水分被吸收，变成硬度适中的固体。

吸收 吸收 吸收

啊！我要变成大便了！

盲肠
大肠开始的部位。

回盲口
回肠和盲肠连接的部位，可以防止逆流。

阑尾
6~8厘米长的细小凸起。

直肠
大肠的终点。

细菌
有很多作用，比如，可以帮助大肠正常蠕动。

38

消化系统

发生在身边的事项

"盲肠"并不是疾病名称

经常有人会说"我做了盲肠手术"。但是,盲肠只是表示大肠的一部分的名称。阑尾是从盲肠伸出的一部分,在阑尾出现炎症时就会引起"阑尾炎",人们一般会把这种病误叫作"盲肠"。

幼儿也可能会患上这种疾病哦!

大便排出的原理

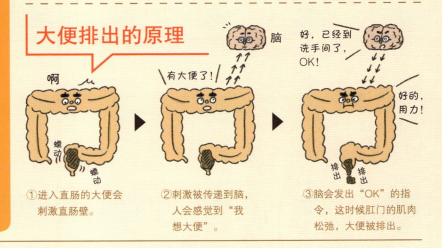

①进入直肠的大便会刺激直肠壁。

②刺激被传递到脑,人会感觉到"我想大便"。

③脑会发出"OK"的指令,这时候肛门的肌肉松弛,大便被排出。

详细事项

大便小知识

由什么组成的?
- 食物纤维等没有消化的食物残渣
- 肠内细菌
- 从肠壁脱落的细胞
- 水分等

为什么是褐色的?
有一种消化液是胆汁,其中含有胆红素这种黄色成分。

为什么会拉肚子?
因为患上了感染病,或暴饮暴食等,大肠无法很好地吸收水分,因此大便里的水分含量变得很多,就会拉肚子。

为什么会有臭味?
因为肠内细菌在分解食物残渣时产生的成分※很臭。

※ 粪臭素和吲哚。

39

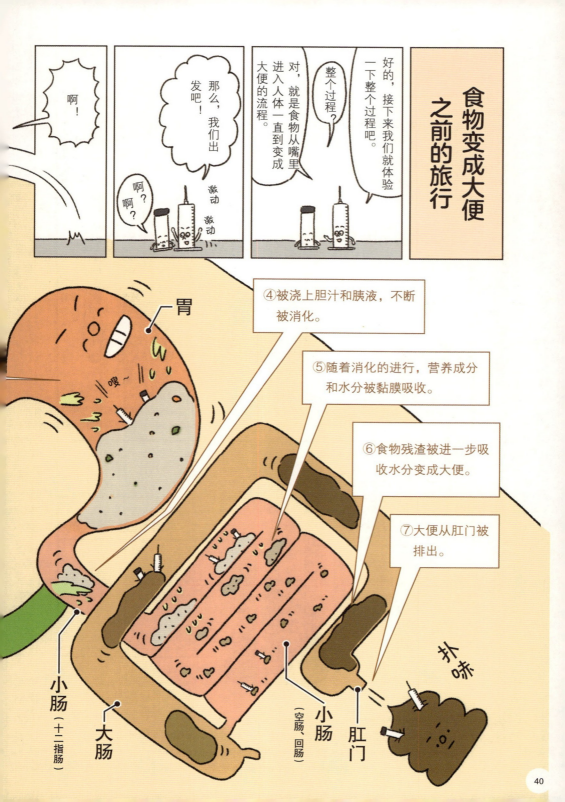

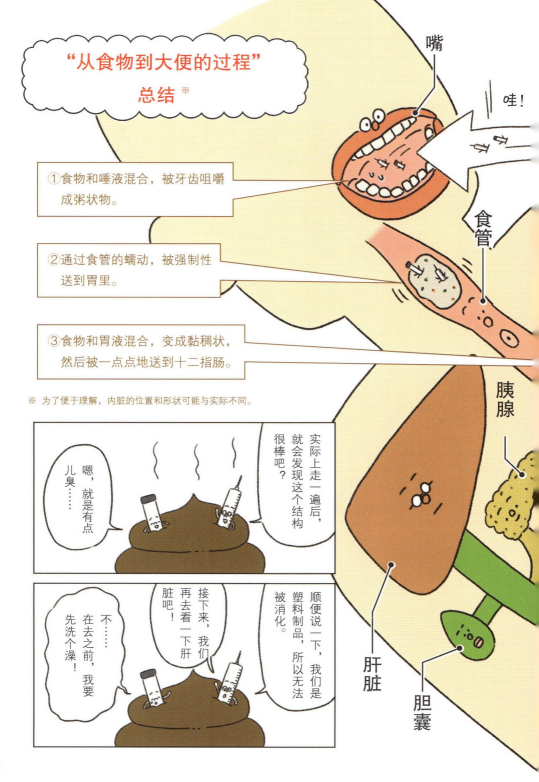

肝脏

肝脏位于比胃稍微靠上的位置，重约1.2kg，是人体最大的内脏。

食物不会直接通过肝脏，但是肝脏可以制造消化液，并将营养成分存储到体内，在消化和吸收食物方面起到重要作用。

除了消化和吸收食物，肝脏还有很多其他功能。

消化系统

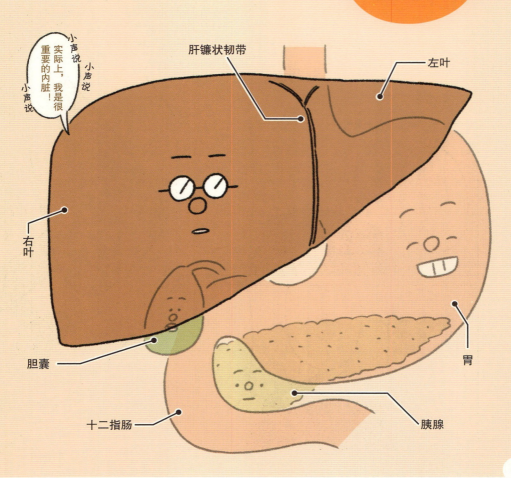

消化系统

肝脏的功能示例

详细事项

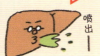
制造胆汁（一种分泌液）。

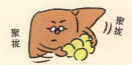
临时存储营养成分。

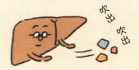
把营养成分转换成可以利用的形态，输送到血液。

分解酒精。

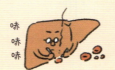
处理衰老的红细胞。

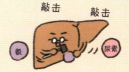
使氨变得无毒，变为尿素。

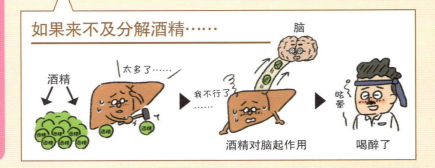
如果来不及分解酒精……

想要分享的事项

肝脏的强大再生能力

与其他内脏不同，肝脏在受损后可以恢复原状。即使失去75%，也可以在数周内恢复原状。

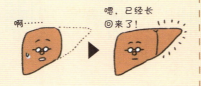

肝脏的别名是什么？

肝脏不会像心脏和胃一样跳动或蠕动，也不会发出声音。因此，人们给肝脏取了一个别名——沉默的内脏。

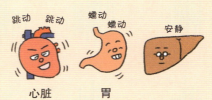

胆囊和胰腺

消化系统

　　和肝脏一样，食物也不会直接通过胆囊和胰腺，但是胆囊和胰腺具有把消化液输送到十二指肠的功能。

　　胆囊的长度约为8厘米，是一个和茄子形状相似的袋状内脏。胆囊可以存储肝脏产生的胆汁。

　　胰腺是长约15厘米的黄色内脏，具有产生胰液这种消化液的功能。

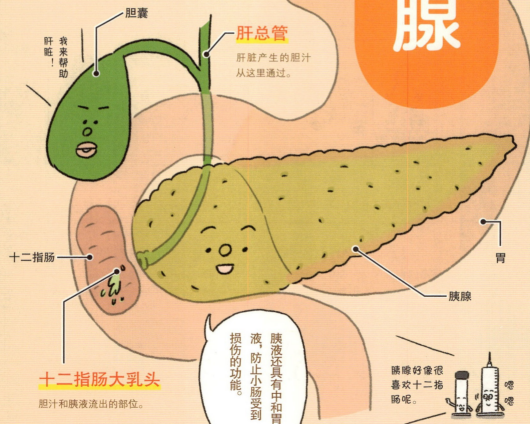

- 胆囊
- 肝脏！我来帮助
- **肝总管**　肝脏产生的胆汁从这里通过。
- 十二指肠
- 胃
- 胰腺
- **十二指肠大乳头**　胆汁和胰液流出的部位。
- 胰液还具有中和胃液，防止小肠受到损伤的功能。
- 胰腺好像很喜欢十二指肠呢。嗯嗯

44

消化系统

详细事项

胆汁

一种消化液，在肝脏中产生，在胆囊中浓缩、存储。虽然胆汁里不含有消化酶，但是可以把脂肪变成细小的颗粒※1。

胰液

在胰腺中产生的消化液。含有多种消化酶，可以帮助消化三大营养成分。

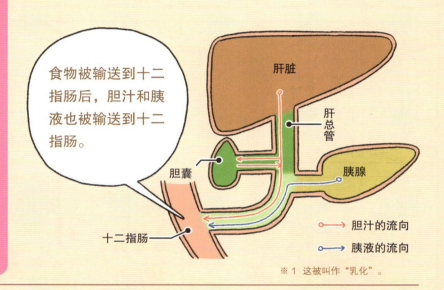

食物被输送到十二指肠后，胆汁和胰液也被输送到十二指肠。

※1 这被叫作"乳化"。

需要分享的事项

胰腺为什么容易被遗忘？

大家常说"五脏六腑"，其中没有包括胰腺。据说这是因为在解剖时，胰腺的位置很难找到，所以很长时间内都没有被发现。

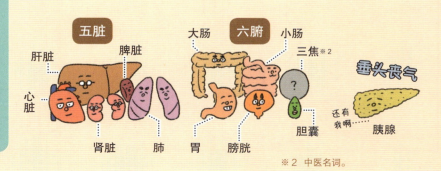

※2 中医名词。

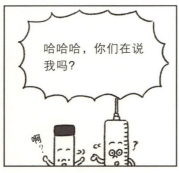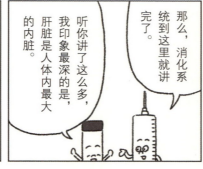

消化液对决

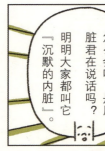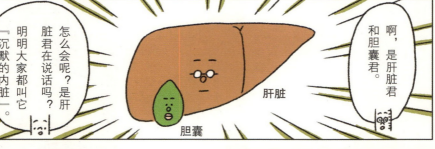

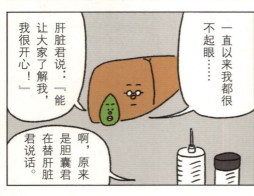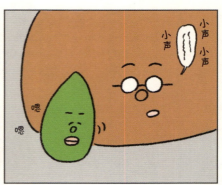

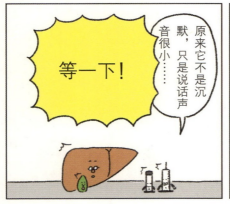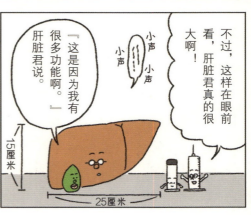

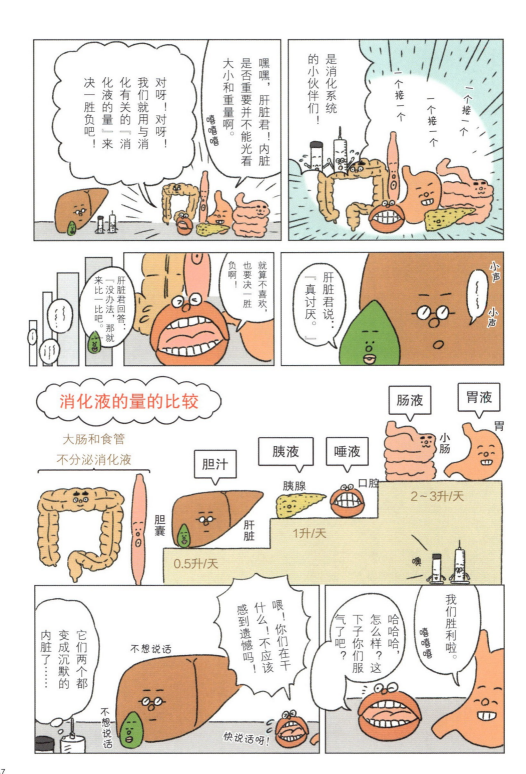

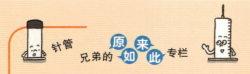

癌症是一种什么样的疾病呢?

　　癌症是因为体内的异常细胞（癌细胞）增加而引起的疾病，很多癌症都属于生活习惯病（见p.78）。随着年龄增长，患上癌症的人数也会增加。据说女性从25~29岁左右，男性从30岁左右开始，患上癌症的人数就会增加。

　　细胞是构成生物机体的基础物质。随着细胞分裂，细胞数量增多，最终构成生物机体。但是，有一部分细胞会过度增殖，变成异常细胞，形成瘤块，最终开始破坏周围的组织，并不断扩散，这就是"癌细胞"。癌细胞会消耗其他组织所需的营养，最终导致身体衰弱。

　　癌细胞是因为正常细胞的DNA受损而产生的。DNA是遗传基因的本体，就像生物的设计图。头发和眼睛的颜色等都是由DNA决定的。细胞在进行分裂增殖时会复制DNA，但是有时候会发生错误，这些错误就是细胞发生癌变的原因。此外，紫外线和辐射、不规律的生活方式，以及人乳头瘤病毒（HPV）等肿瘤病毒也会引起DNA受损，导致患上癌症的风险增加。

　　以下是癌症的一些治疗方法，也可以进行组合治疗：

- 手术切除。
- 服用可以攻击癌细胞的药物（抗癌剂）。
- 利用射线接触癌细胞，破坏其DNA，从而破坏癌细胞（放射治疗）。
- 造血干细胞移植（骨髓移植等）。

　　人们提到癌症就胆战心惊。但是，有的医生认为如果能够尽早发现，大约60%的癌症可以治愈。能否通过体检尽早发现癌症就变得十分重要。

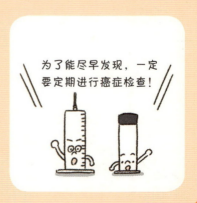

为了能尽早发现，一定要定期进行癌症检查！

第3章
呼吸系统

鼻子／咽喉（咽和喉）／气管和支气管／肺

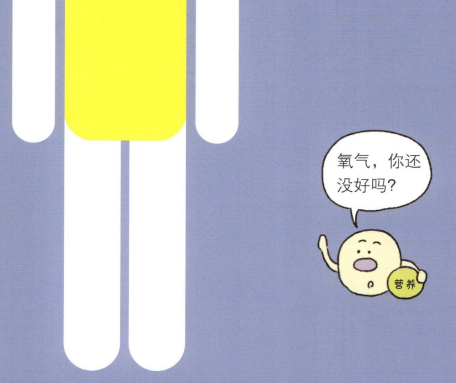

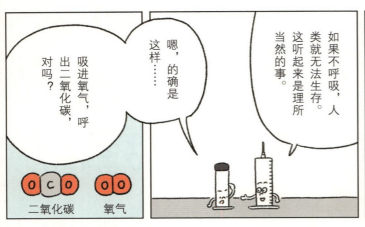
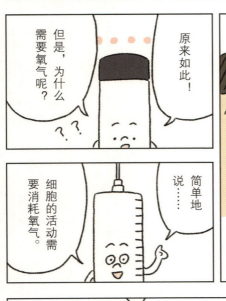
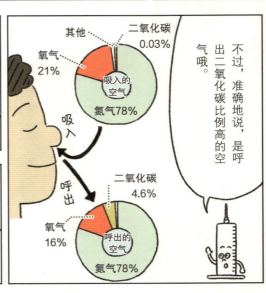
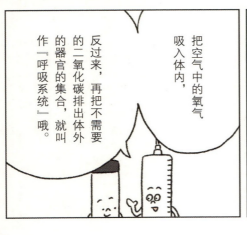
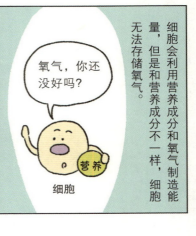

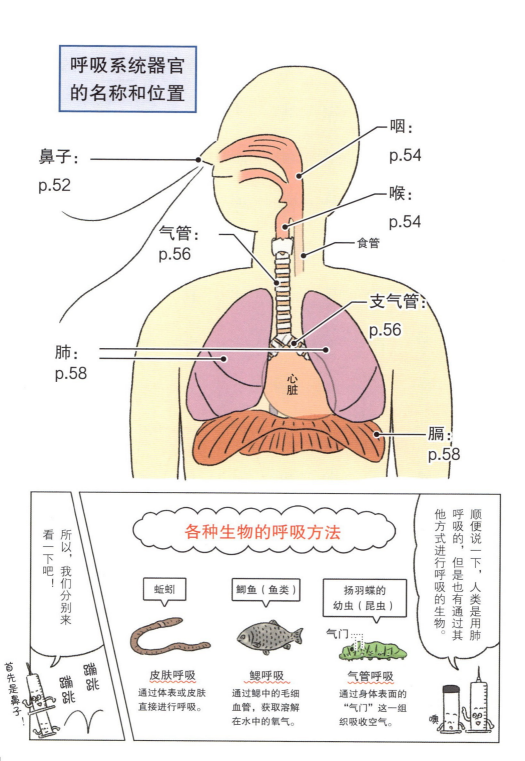

鼻子

鼻子是空气进入人体的起点，具有阻止灰尘等异物进入人体内的功能。鼻子内侧（鼻腔）的黏膜具有调节吸入空气的温度和湿度的功能。这一结构可以防止敏感的肺受伤。

此外，鼻子还具有辨别气味以及在说话时辅助发声的功能。

呼吸系统

发生在身边的事项

拉面和鼻涕的关系

在吃拉面的时候说话，有时候会流鼻涕。这是因为拉面的热气进入鼻子，鼻黏膜会分泌鼻涕，使鼻腔内温度降低。也就是说，这是鼻子内部的一种防御反应。

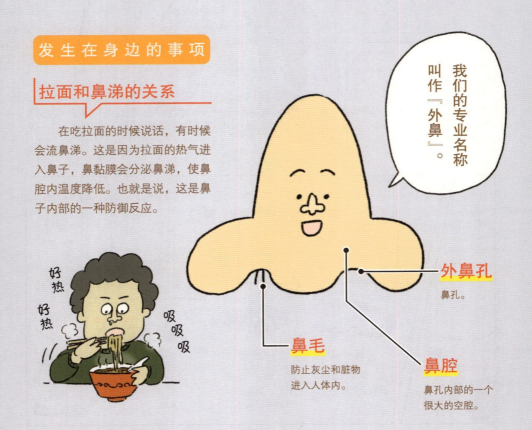

我们的专业名称叫作『外鼻』。

外鼻孔
鼻孔。

鼻毛
防止灰尘和脏物进入人体内。

鼻腔
鼻孔内部的一个很大的空腔。

详细事项

辨别气味的结构

①气味成分进入鼻子,附着在鼻腔最上方的黏膜(嗅上皮)表面。

②气味成分会溶解在黏膜液体中,刺激嗅细胞。

③通过神经传递到脑,从而辨别气味。

※ 辨别气味的细胞。

嗅上皮、神经、嗅细胞※、气味成分、黏液

脑

嗅上皮

鼻腔

闻起来像是咖喱的香味。

想要分享的事项

两个鼻孔轮流工作

两个鼻孔中的其中一个会暂时变得有点堵塞。每隔几个小时,这种堵塞现象会左右交替,这就是"鼻周期",是正常的状态。

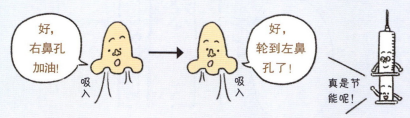

好,右鼻孔加油! 吸入 → 好,轮到左鼻孔了! 吸入 真是节能呢!

呼吸系统

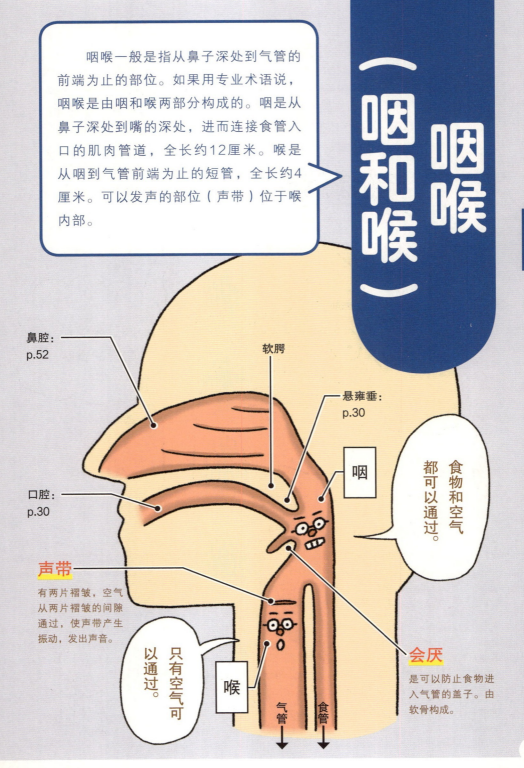

呼吸系统

详细事项

咽喉顺利运行的结构

吞下食物后，软腭向后移动，会厌在喉头的入口处形成一个盖子。这个结构可以防止食物流向鼻腔，或者进入气管。

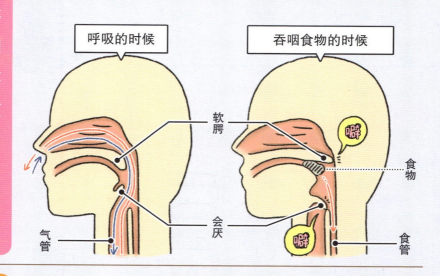

发生在身边的事项

不能吃得太快

如果急急忙忙地吃东西，咽喉的功能就无法正常起效，食物就会进入气管。这时候，人就会咳嗽，为的是把食物从气管里排出。

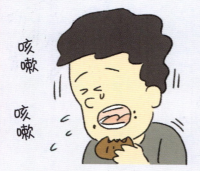

吞咽食物的时候

吞咽食物时，喉会闭上（停止呼吸），因此，这个瞬间是无法发出声音的。

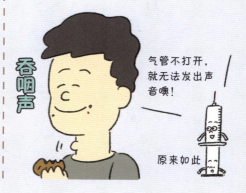

气管不打开，就无法发出声音噢！

原来如此

气管和支气管

气管是自喉开始向下延伸，与食管平行的管道。气管的长度约为10厘米，直径约为2厘米。

此外，气管下端分别会向左右分支，进入肺部，从这里开始的部分叫作"支气管"。支气管在肺内会反复多次分支为细支气管，而这些细支气管的末端会形成类似葡萄串的肺泡。肺就是由无数肺泡构成的。

呼吸系统

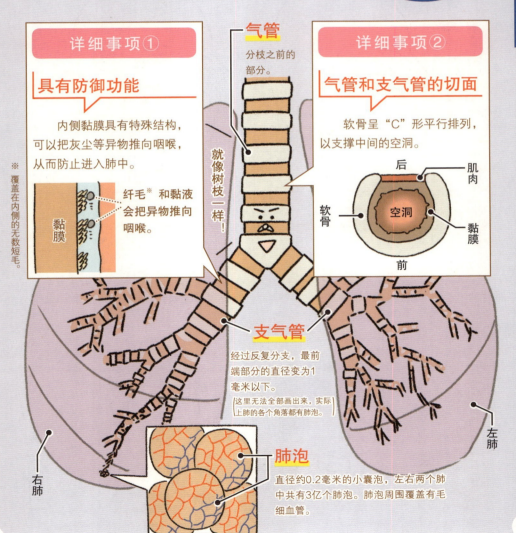

详细事项①　具有防御功能

内侧黏膜具有特殊结构，可以把灰尘等异物推向咽喉，从而防止进入肺中。

纤毛※和黏液会把异物推向咽喉。

※覆盖在内侧的无数短毛。

气管
分枝之前的部分。

就像树枝一样！

详细事项②　气管和支气管的切面

软骨呈"C"形平行排列，以支撑中间的空洞。

后　肌肉　软骨　空洞　黏膜　前

支气管
经过反复分支，最前端部分的直径变为1毫米以下。
这里无法全部画出来，实际上肺的各个角落都有肺泡。

肺泡
直径约0.2毫米的小囊泡，左右两个肺中共有3亿个肺泡。肺泡周围覆盖有毛细血管。

右肺　左肺

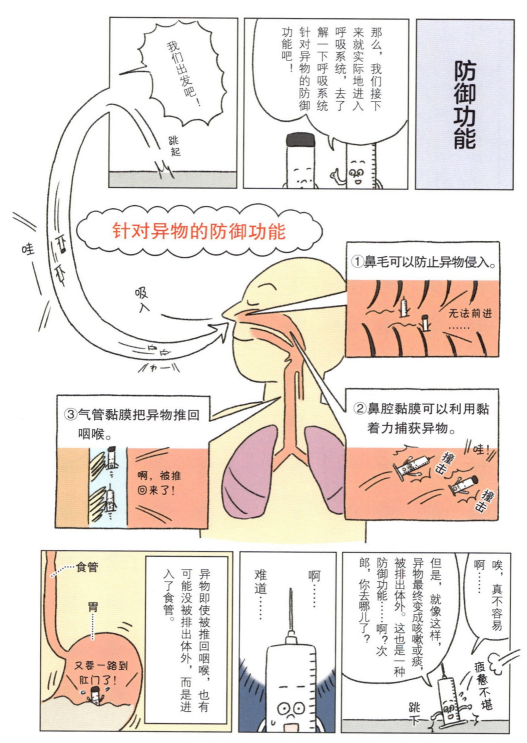

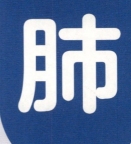

肺

肺是由肺泡（见p.56）构成的海绵状内脏。心脏的左右各有一个肺，把心脏夹在中间，左肺比右肺稍微小一些。

肺具有一项重要的功能，就是把通过呼吸吸入体内的氧气送到血液中，同时还可以把在血液中汇集的二氧化碳搬运到体外。

肺里面没有肌肉，而是借助膈等周围组织运动。

呼吸系统

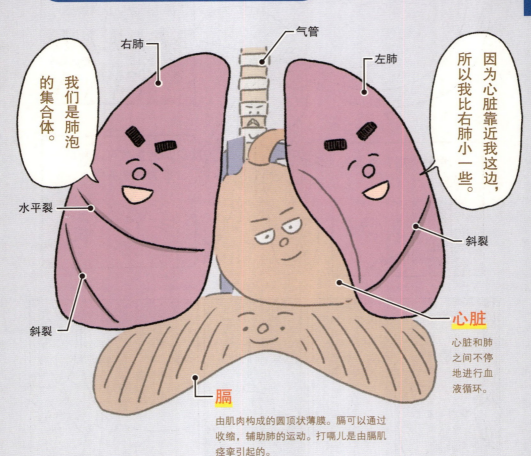

我们是肺泡的集合体。

因为心脏靠近我这边，所以我比右肺小一些。

右肺　　气管　　左肺

水平裂　　　　　　　　　斜裂

斜裂

心脏
心脏和肺之间不停地进行血液循环。

膈
由肌肉构成的圆顶状薄膜。膈可以通过收缩，辅助肺的运动。打嗝儿是由膈肌痉挛引起的。

和心脏的关系

肺可以从来自心脏的血液中回收二氧化碳,并向血液提供氧气。

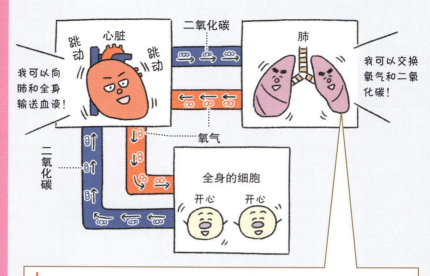

呼吸系统

详细事项

发生在肺泡中的事情

从气管进入肺泡的氧气进入肺泡周围毛细血管,同时,肺泡与毛细血管内的血液进行氧气和二氧化碳的交换。

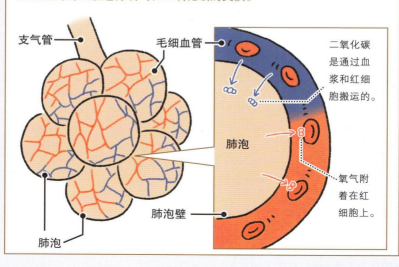

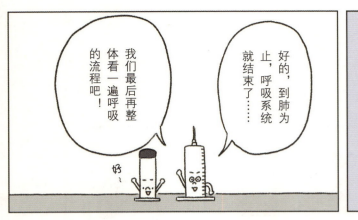

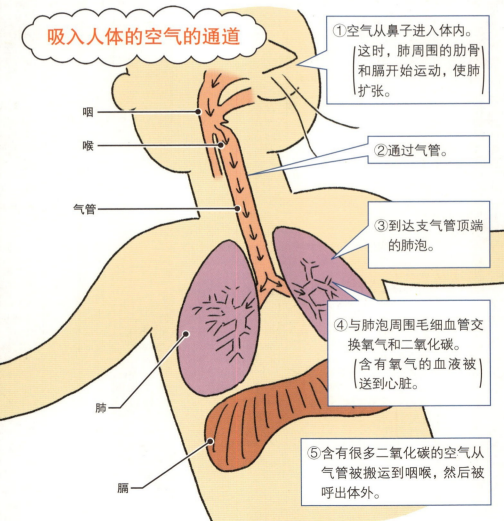

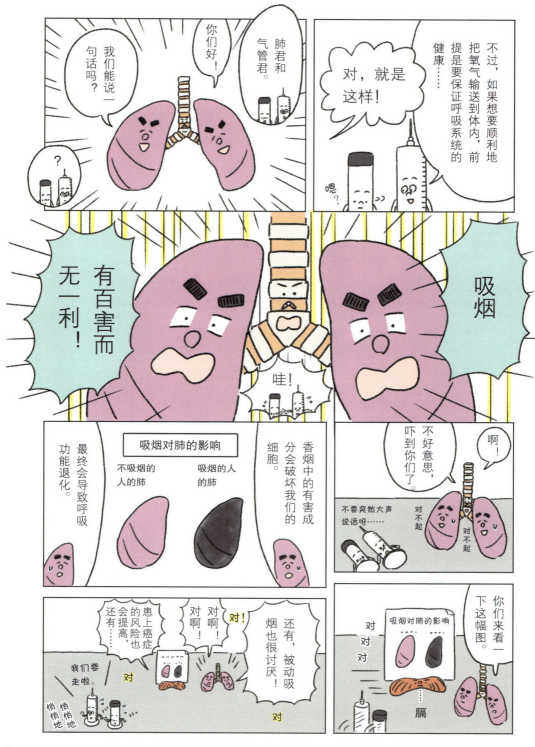

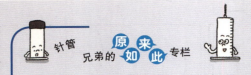

咳嗽、打喷嚏、打嗝儿的意义

人有时会突然咳嗽、打喷嚏、打嗝儿，在这里对其原理进行详细说明。

咳嗽是人体的一种防御反应，其目的是把进入呼吸道的花粉和微生物等异物排出体外，从而避免其进入肺等器官里。呼吸道可以通过很多纤毛向脑传递刺激，使呼吸肌（膈肌和胸部的肌肉）运动，引发咳嗽。随着咳嗽，异物被猛烈排出体外。

和咳嗽一样，打喷嚏也是为了防止异物进入而发生的防御反应。如果灰尘等异物进入鼻子，会刺激鼻黏膜，把这一信息传递到三叉神经，使呼吸肌运动。在打喷嚏之前，人一般会大口吸气，这是因为膈肌等提前运动，从而为打喷嚏做好准备。在这之后，通过打喷嚏，把空气猛烈地排出体外，从而把异物排出体外。

与此相对，打嗝儿不是为了把异物排出体外。打嗝儿是由膈肌和肋间肌痉挛引起的。因为在吸入空气时声带变得紧张，所以会发出独特的声音。打嗝儿的原因可能包括暴饮暴食、胃内温度急剧变化和压力等，但是和咳嗽、打喷嚏不一样，具体原因还不明确。

可能你也听别人说过，如果打100次嗝儿就会死掉，但是实际上完全没有这回事儿。不过，脑梗塞、喘息、肾脏疾病等也可能会引发打嗝儿，因此，如果一直打嗝儿不停的话，最好去医院进行诊断。

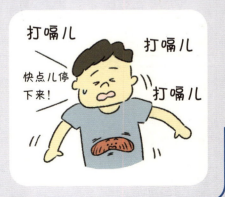

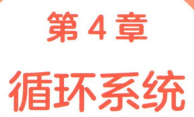

第4章
循环系统

心脏 / 血液 / 血管 / 淋巴管和淋巴液

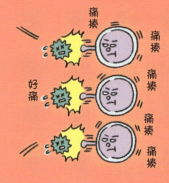

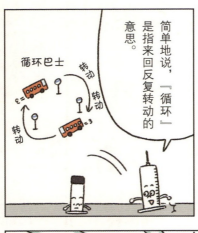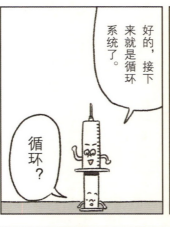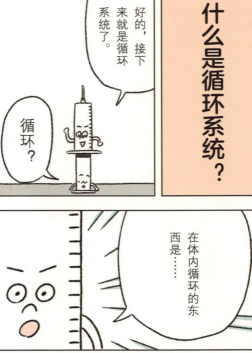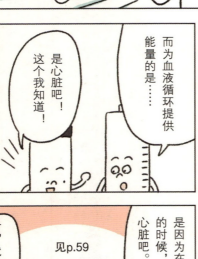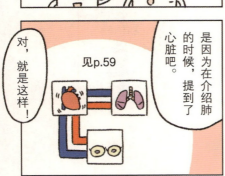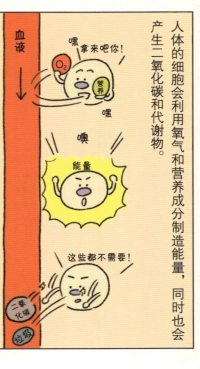

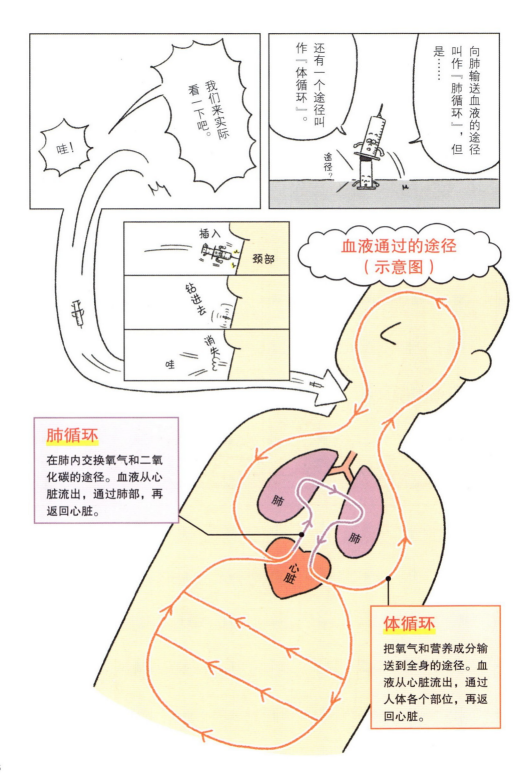

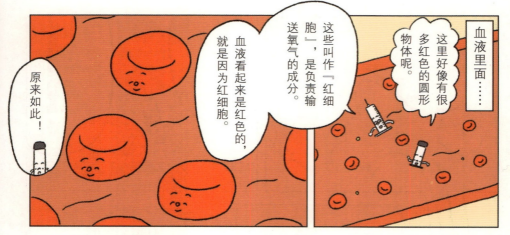

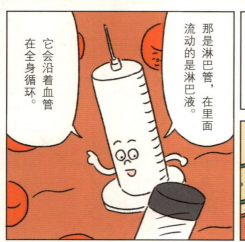

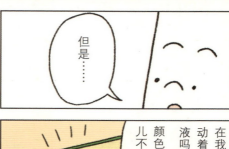

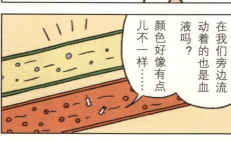

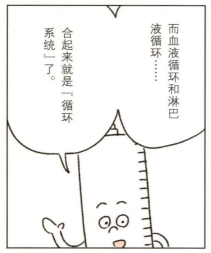

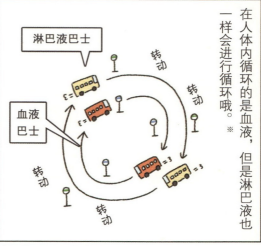

※ 严格地说，淋巴液和血液会汇合在一起，不会像插图中一样分别进行循环。

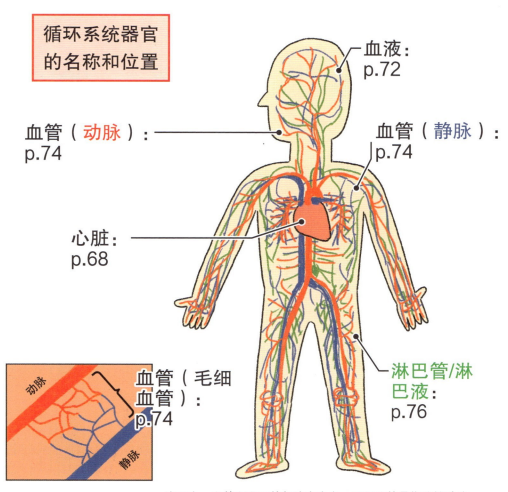

循环系统器官的名称和位置

血液：p.72

血管（动脉）：p.74

血管（静脉）：p.74

心脏：p.68

血管（毛细血管）：p.74

淋巴管/淋巴液：p.76

实际上，血管和淋巴管都遍布全身。毛细血管是指连接动脉和静脉的血管（见p.75）。

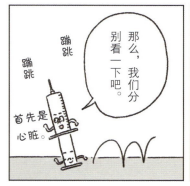
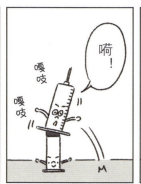
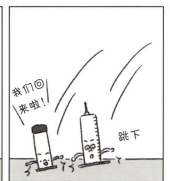

心脏

心脏是位于胸腔中部偏左的位置的内脏，被左肺和右肺夹在中间。

心脏重约300克，大小像拳头一样，心壁是由心肌这一特殊的肌肉构成的。心肌可以像水泵一样进行伸缩运动，从而把血液输送到全身各处。

心脏中共有4个房间，分别承担不同的功能。

循环系统

右心房
临时存储从全身流回的血液的场所。

左心房
临时存储从肺流回的血液的场所。

心脏瓣膜
在右心室和左心室的入口和出口处，共有4组。

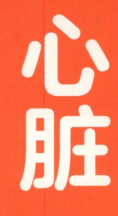

心脏跳动的声音是4块心脏瓣膜关闭时发出的声音。

右心室
向肺输送血液的场所。

左心室
向全身输送血液的场所。

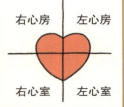

4个房间的缩略图※

右心房	左心房
右心室	左心室

※ 正视图。

68

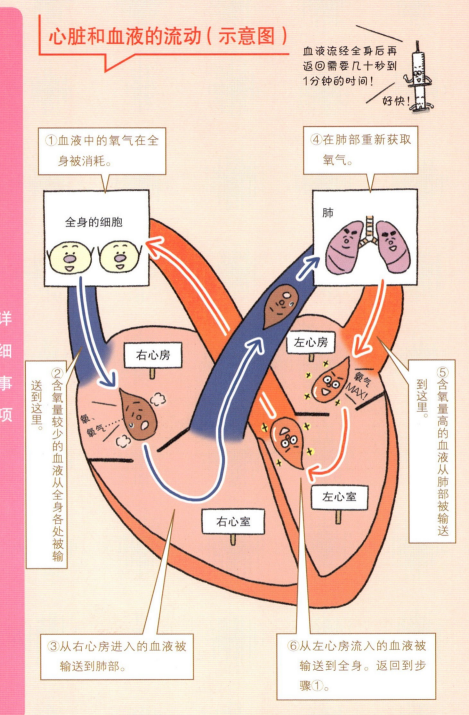

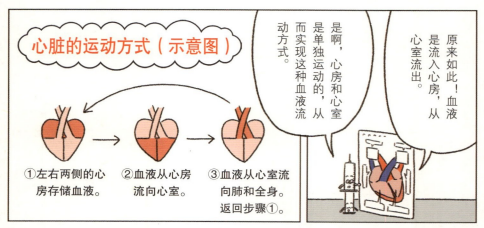

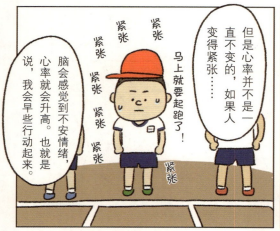

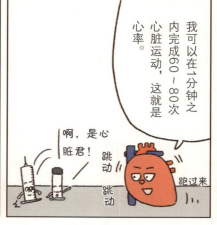

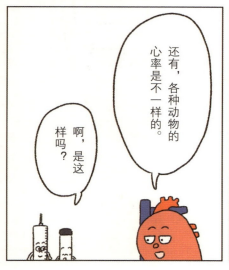

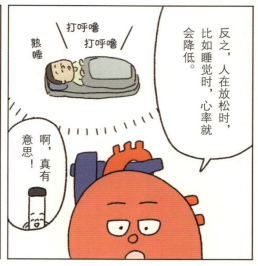

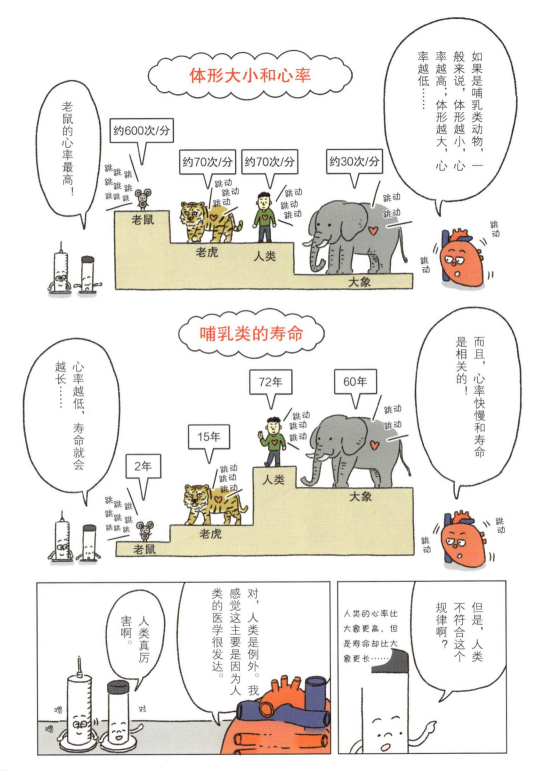

血液

血液是在血管和心脏中流动的一种不透明的红色的黏稠液体，约占人类体重的8%。通过遍布全身的血管，把氧气和营养成分等与细胞活动相关的物质输送到全身各处。

另外，血液还具有在血管受伤时封闭伤口的功能。血液中的有形成分，是由骨内部的骨髓（见p.14）制造的。

循环系统

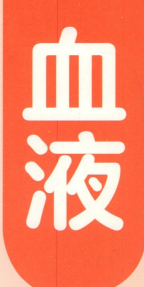

血液的主要成分是血浆。

血液中的成分比例

红细胞等 有形成分 45% ／ 液体成分 55% 血浆

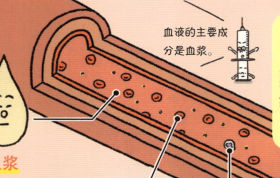

血浆

稀薄的黄色液体。约有90%是水分，而营养成分和蛋白质等溶解在水分中。

红细胞

具有输送氧气的功能。红细胞中含有血红蛋白这一红色成分，这就是血液呈现红色的原因。1立方毫米的血液含有约380万～500万个红细胞。

白细胞

具有防止病原体等异物危害人体的功能。白细胞有好几种。1立方毫米的血液中含有约4000～9000个白细胞。

血小板

流血时，血小板会聚集到出血部位，封闭伤口。1立方毫米的血液中含有约15万～40万个血小板。

循环系统

详细事项

伤口流血时的止血过程

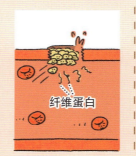

① 血管受伤时，血小板会聚集到流血部位。

② 溶解在血浆中的成分，会形成纤维蛋白这种线状物质。

③ 纤维蛋白会把血小板和红细胞等聚集在一起，形成块状物，从而起到止血作用。

想要分享的事项

血液是蓝色的生物

鱿鱼和章鱼等软体动物，以及虾、蟹等节肢动物的血液是蓝色的。这是因为它们的血液中含有血蓝蛋白这一成分。

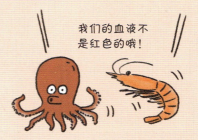

我们的血液不是红色的哦！

发生在身边的事项

肿块的秘密

简单地说，肿块是血液构成的块状物。如果头部和额头受到强烈撞击，里面的血管受伤，血液会流出来。头部和额头的皮下有骨骼，在血液无法流动时，就会挤压皮肤。肿块就是这样形成的。

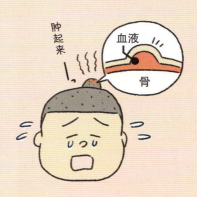

血管是把血液输送到全身各处的管道，包括动脉、静脉和毛细血管3种。

动脉是从心脏流出的血液流经的血管，血管壁很厚。

静脉是流回心脏的血液流经的血管，具有防止逆流的瓣膜。

毛细血管是连接动脉和静脉的很细的血管，是由一层很薄的管壁构成的。

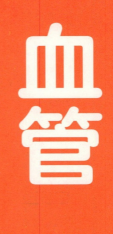

循环系统

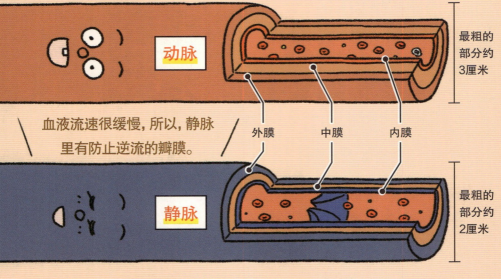

流经我的血液速度很快哦！

动脉

外膜　中膜　内膜

最粗的部分约3厘米

血液流速很缓慢，所以，静脉里有防止逆流的瓣膜。

静脉

最粗的部分约2厘米

虽然很细，但是我会一直加油的！

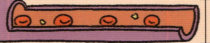

毛细血管

粗约0.005～0.02毫米

毛细血管的主要功能是和细胞进行物质交换

动脉和静脉都只是血液流经的通道。把氧气运输给细胞等重要功能都是在毛细血管中进行的。

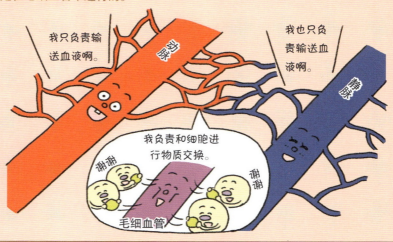

我们可以看到的血管

在皮肤表面可以看到的血管约占血管总量的5%，它们都是静脉。动脉的位置在人体更深处，因此无法从外部看到。另外，因为毛细血管很细，所以也无法看到。

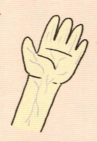

流经静脉的血液是紫红色，如果透过皮肤看就会呈现蓝色。

血管的总长度

如果把人体全身的动脉、静脉、毛细血管全部连接起来，总长度约为10万千米（绕地球赤道两周半），但是现在也有人认为只有6000千米左右。

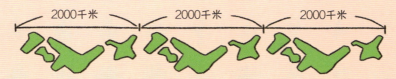

淋巴管和淋巴液

※ 关于免疫，请参考左页下方。

淋巴管是淋巴液流经的通道。和血管一样，淋巴管也遍布全身各处。淋巴管的主要功能包括以下三方面：
・回收一部分从毛细血管渗出的液体，从而防止身体变得浮肿
・淋巴细胞发挥免疫*作用的基地
・输送脂肪（小肠吸收的营养成分）

不过，淋巴液中没有红细胞，因此呈现浅黄色。

循环系统

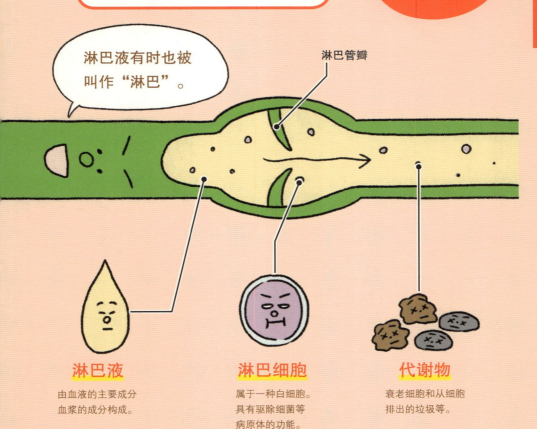

淋巴液有时也被叫作"淋巴"。

淋巴管瓣

淋巴液
由血液的主要成分血浆的成分构成。

淋巴细胞
属于一种白细胞。具有驱除细菌等病原体的功能。

代谢物
衰老细胞和从细胞排出的垃圾等。

详细事项 ① 毛细血管和淋巴管的关系

从毛细血管渗出的一部分液体不会流回毛细血管,而会变成细胞和细胞之间的液体(组织液)。一部分组织液通过毛细淋巴管回吸,形成淋巴液。

如果淋巴管没有吸收这些液体,身体就会变得浮肿。

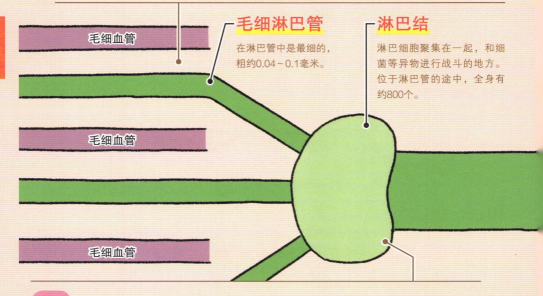

毛细淋巴管
在淋巴管中是最细的,粗约0.04～0.1毫米。

淋巴结
淋巴细胞聚集在一起,和细菌等异物进行战斗的地方。位于淋巴管的途中,全身有约800个。

详细事项 ② 淋巴结出击

人体具备一种机能,可以保证即使细菌等病原体进入人体,也可以将其消灭,这种机能叫作"免疫"。

和病原体进行战斗的个体叫作"淋巴细胞",而进行战斗的地方叫作"淋巴结"。

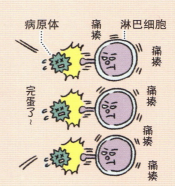

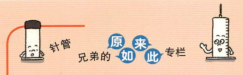

生活习惯病是什么？

　　生活习惯病是指因为饮食过度、饮酒过度、运动不足、吸烟和压力等不良生活习惯而容易患上的疾病，曾经被叫作"成人病"。以前认为，40岁以后的人更容易患上生活习惯病，但是现在发现，儿童也可能会患上生活习惯病。生活习惯病包括以下几种：

▼**肥胖症**——是指由于运动不足，人体消耗的能量少于通过饮食摄取的能量，导致脂肪含量超过正常水平。原本应该作为能量源使用的脂肪没有被消耗，而被存储在体内，最终导致肥胖症。肥胖症还会引发其他的生活习惯病，因此，为了防止生活习惯病，一定要注意进行适量运动，把脂肪转化为能量，从而消除和预防肥胖症。

▼**高血压**——是指血压（从心脏流出的血液挤压血管壁时产生的压力）高出正常水平。根据日本高血压学会的指南提示：血压的正常标准是，最高血压不超过120毫米汞柱，最低血压不超过80毫米汞柱。高血压是指最高血压大于或等于140毫米汞柱，最低血压大于或等于90毫米汞柱的状态。如果这种状态持续，人体就可能会因为动脉变硬导致动脉硬化，或者因为血栓等导致血管梗塞，或者引发各种心脑血管疾病。

▼**脂质代谢异常**——是指低密度脂蛋白胆固醇（坏胆固醇）数量增加，高密度脂蛋白胆固醇（好胆固醇）数量减少的状态。胆固醇是一种十分重要的脂质，可以用来调节身体功能。因此，对于人体来说，一定量的胆固醇是必需的，但是如果太多就会引起各种问题。好胆固醇具有把体内多余的胆固醇送回肝脏的作用，如果好胆固醇减少而坏胆固醇没有减少，就会造成血管受伤，增加动脉硬化的风险。

▼**糖尿病**——糖尿病包括因为免疫异常引起的Ⅰ型糖尿病，以及因为饮食过度和运动不足等生活习惯引起的Ⅱ型糖尿病。这两种糖尿病都可能会引发血糖值过高、脚趾等末端坏死以及失明等并发症。

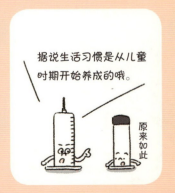

第 5 章
泌尿系统和生殖系统

肾脏 / 膀胱 /
生殖器（男性）/
生殖器（女性）

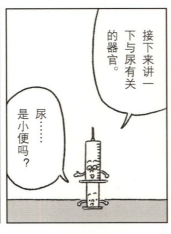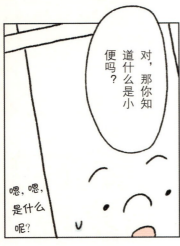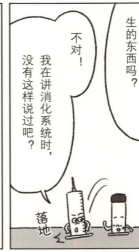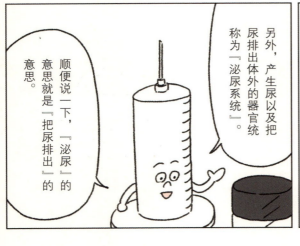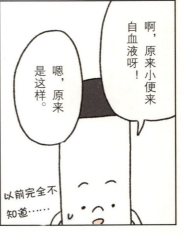

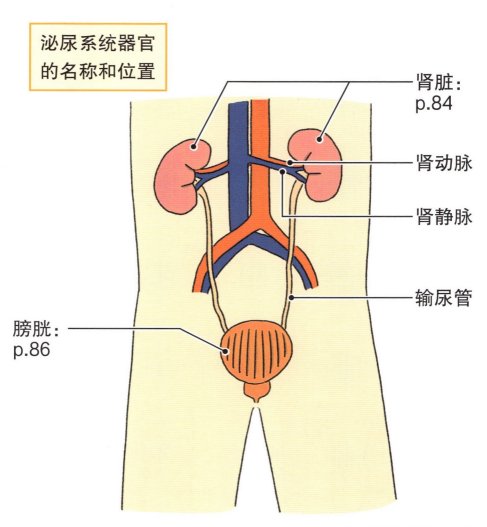

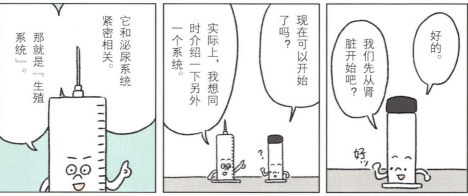

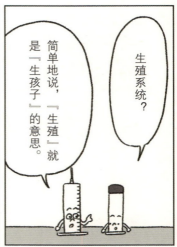
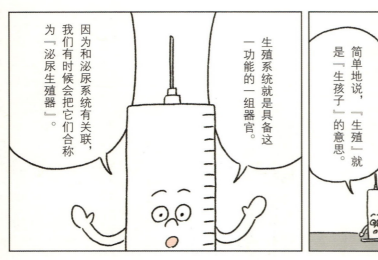

生殖系统器官的名称和位置

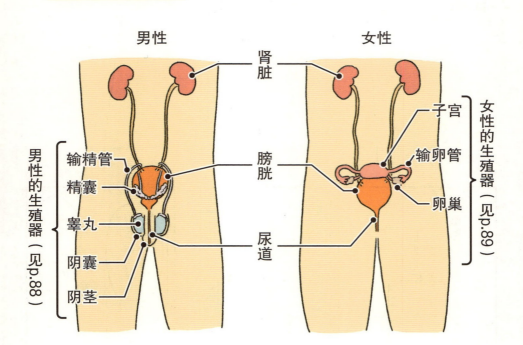

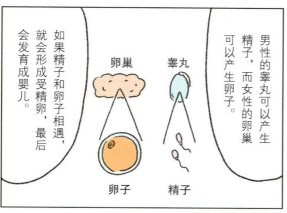
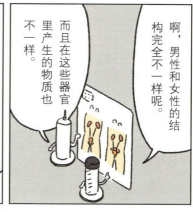

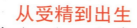

从受精到出生

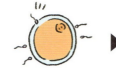
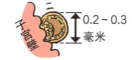
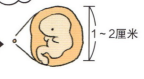

①受精
精子在输卵管中进入卵子，变成受精卵。

②着床
受精卵在进行细胞分裂的同时，逐渐到达子宫。

③受精后7周
身体的基本结构形成，眼睛中出现色素。

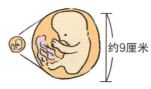
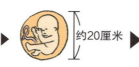
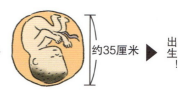

④受精后14周
变成人的形状，可以确认到心脏跳动。

⑤受精约22周
内脏形成。可以开始辨别性别。

⑥受精后40周
充分成长，头部开始朝下，为出生做好准备。

出生！

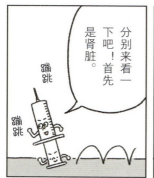
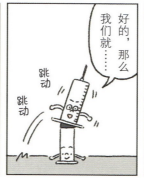
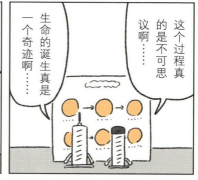

肾脏

肾脏是蚕豆状的内脏,位于腰部上方附近,左右各有一个,大小和拳头相似。两个肾脏加在一起的重量约为250克。

肾脏最大的功能是把血液中不需要的物质变成尿排出体外。肾脏每分钟可以从相当于人体血液总量的20%的1升血液中除去不需要的物质,从而可以保证血液一直处于洁净状态。

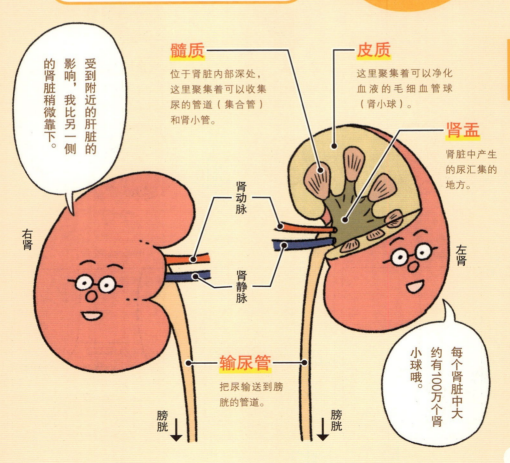

髓质
位于肾脏内部深处,这里聚集着可以收集尿的管道(集合管)和肾小管。

皮质
这里聚集着可以净化血液的毛细血管球(肾小球)。

肾盂
肾脏中产生的尿汇集的地方。

受到附近的肝脏的影响,我比另一侧的肾脏稍微靠下。

右肾　肾动脉　肾静脉　左肾

输尿管
把尿输送到膀胱的管道。

↓膀胱　↓膀胱

每个肾脏中大约有100万个肾小球哦。

泌尿系统和生殖系统

肾脏中产生尿的结构

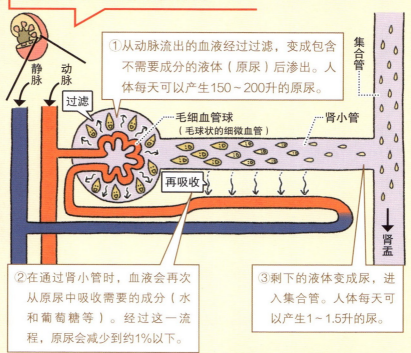

①从动脉流出的血液经过过滤,变成包含不需要成分的液体(原尿)后渗出。人体每天可以产生150～200升的原尿。

②在通过肾小管时,血液会再次从原尿中吸收需要的成分(水和葡萄糖等)。经过这一流程,原尿会减少到约1%以下。

③剩下的液体变成尿,进入集合管。人体每天可以产生1～1.5升的尿。

尿的具体信息

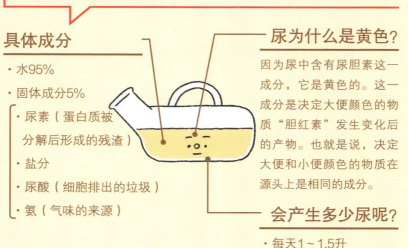

具体成分

- 水95%
- 固体成分5%
  - 尿素(蛋白质被分解后形成的残渣)
  - 盐分
  - 尿酸(细胞排出的垃圾)
  - 氨(气味的来源)

尿为什么是黄色?

因为尿中含有尿胆素这一成分,它是黄色的。这一成分是决定大便颜色的物质"胆红素"发生变化后的产物。也就是说,决定大便和小便颜色的物质在源头上是相同的成分。

会产生多少尿呢?

- 每天1～1.5升
- 每天小便5～7次

膀胱

膀胱是临时存储肾脏中产生的尿的袋状器官。最多可以存储约600毫升的尿。膀胱壁由肌肉构成，厚度为1厘米左右。在存储尿之后，膀胱壁会扩张至3毫米左右。

男性的膀胱下方有一个叫作"前列腺"的内脏。随着衰老，前列腺会逐渐肿大，尿液的流通就会变得不顺畅。

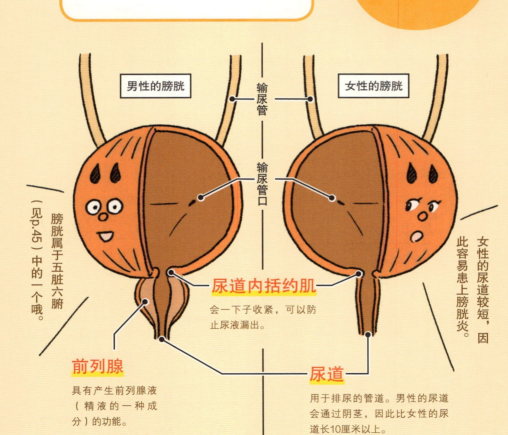

男性的膀胱　　输尿管　　女性的膀胱

输尿管口

膀胱属于五脏六腑（见p.45）中的一个哦。

女性的尿道较短，因此容易患上膀胱炎。

尿道内括约肌
会一下子收紧，可以防止尿液漏出。

前列腺
具有产生前列腺液（精液的一种成分）的功能。

尿道
用于排尿的管道。男性的尿道会通过阴茎，因此比女性的尿道长10厘米以上。

泌尿系统和生殖系统

泌尿系统和生殖系统

发生在身边的事项

存储的尿量和尿意※的关系

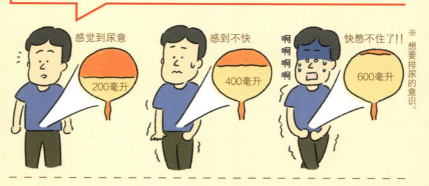

※想要排尿的意识。

- 感觉到尿意 200毫升
- 感到不快 400毫升
- 啊啊啊啊 快憋不住了！！ 600毫升

排尿时的结构

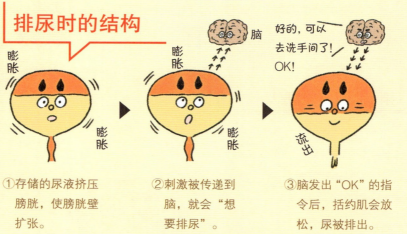

① 存储的尿液挤压膀胱，使膀胱壁扩张。

② 刺激被传递到脑，就会"想要排尿"。

③ 脑发出"OK"的指令后，括约肌会放松，尿被排出。

想要分享的事项

男女的差异

女性的膀胱会受到子宫的压迫，因此可以存储的尿量比较少。所以，一般来说，女性更容易感觉到尿意。

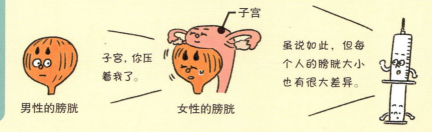

男性的膀胱 ｜ 子宫，你压着我了。 ｜ 女性的膀胱 ｜ 虽说如此，但每个人的膀胱大小也有很大差异。

生殖器（男性）

男性的生殖器包括体外的阴茎和阴囊，以及位于体内的输精管等。

睾丸产生的精子会通过输精管到达膀胱的后侧，然后从前列腺中穿过，在尿道中会合。在这途中，精子和精囊、前列腺、尿道球腺的分泌物混合在一起变成精液。精液排出体外这一过程叫作"射精"。

泌尿系统和生殖系统

详细事项

精子的详细信息

DNA（遗传信息）聚集在这里。

含有可以溶解卵子外膜的成分。

大约0.06毫米

有可以帮助精子游动的"鞭毛"。

每天可以产生大约3000万个精子。

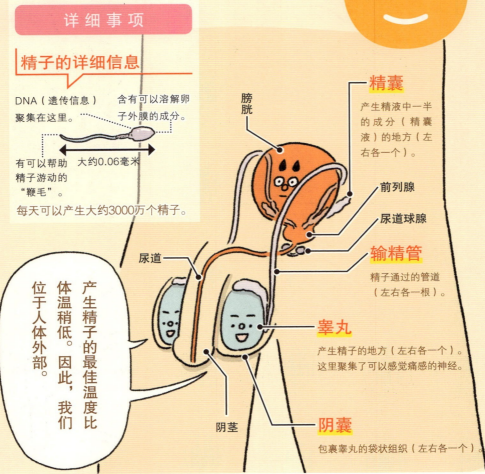

产生精子的最佳温度比体温稍低。因此，我们位于人体外部。

膀胱

精囊
产生精液中一半的成分（精囊液）的地方（左右各一个）。

前列腺

尿道球腺

尿道

输精管
精子通过的管道（左右各一根）。

睾丸
产生精子的地方（左右各一个）。这里聚集了可以感觉痛感的神经。

阴茎

阴囊
包裹睾丸的袋状组织（左右各一个）。

生殖器（女性）

女性的生殖器官大部分位于骨盆内，包括卵巢、子宫、输卵管和阴道等。

卵巢中产生的卵子被输卵管伞捕获，送入输卵管。然后，卵子通过输卵管朝着子宫前进。在途中，卵子和精子相遇，变成受精卵。受精卵到达子宫腔进入子宫内膜这一过程叫作"着床"。

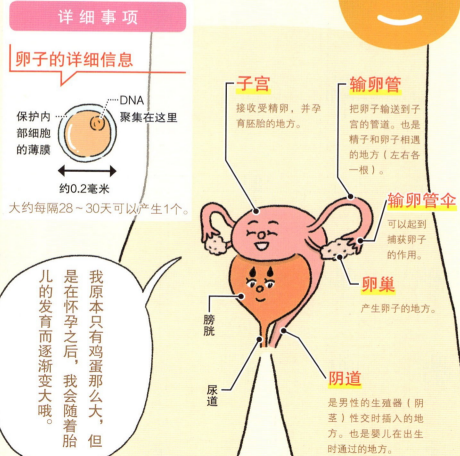

详细事项

卵子的详细信息

- DNA 聚集在这里
- 保护内部细胞的薄膜
- 约0.2毫米

大约每隔28~30天可以产生1个。

子宫：接收受精卵，并孕育胚胎的地方。

输卵管：把卵子输送到子宫的管道。也是精子和卵子相遇的地方（左右各一根）。

输卵管伞：可以起到捕获卵子的作用。

卵巢：产生卵子的地方。

阴道：是男性的生殖器（阴茎）交时插入的地方。也是婴儿在出生时通过的地方。

膀胱

尿道

> 我原本只有鸡蛋那么大，但是在怀孕之后，我会随着胎儿的发育而逐渐变大哦。

泌尿系统和生殖系统

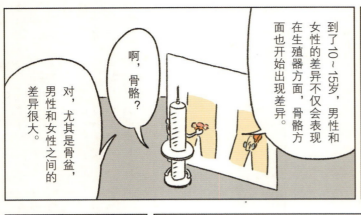
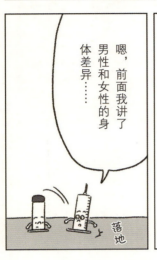
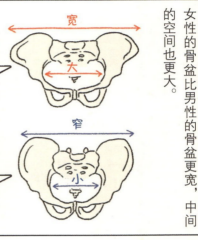
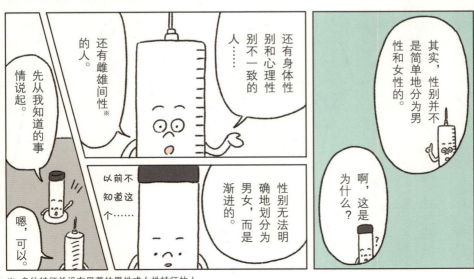

※ 身体特征并没有显著的男性或女性特征的人。

第6章
神经系统

脑 / 脊髓 / 周围神经

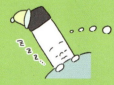
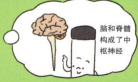

脑和脊髓构成了中枢神经

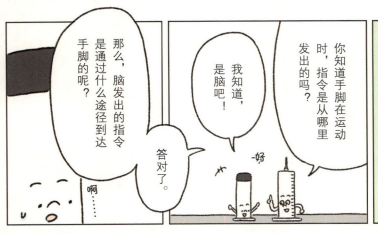
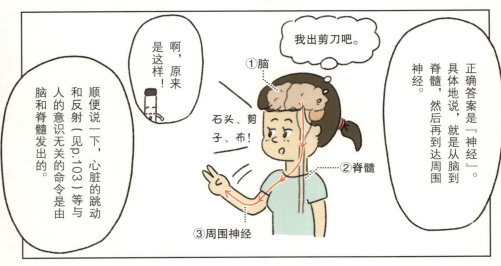
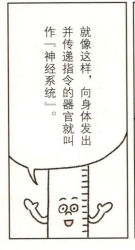
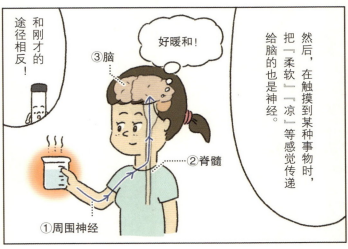

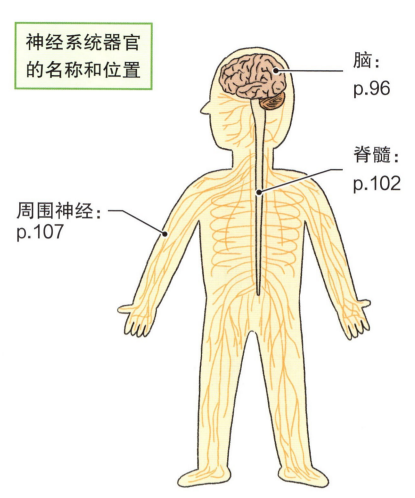

神经系统器官的名称和位置

脑：p.96

脊髓：p.102

周围神经：p.107

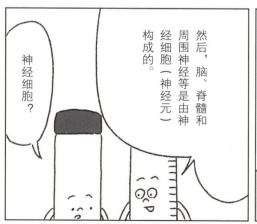

神经细胞？

然后，脑、脊髓和周围神经等是由神经细胞（神经元）构成的。

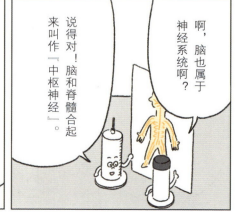

啊，脑也属于神经系统啊？

说得对！脑和脊髓合起来叫作『中枢神经』。

什么是神经细胞（神经元）？

　　神经细胞是由星形的"细胞体"和就像一根很长线的"轴索"这两部分构成的，可以通过发送电信号进行信息交换。比如，用手接触某种事物时，这种刺激就会变成电信号，通过神经细胞传递到脑。这种电信号的速度最快可达时速360千米以上。

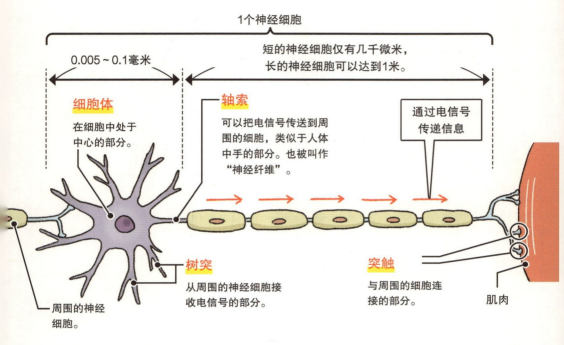

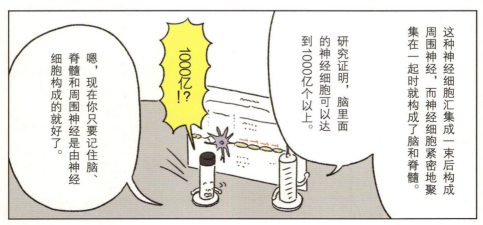

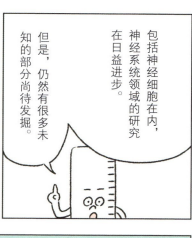
包括神经细胞在内,神经系统领域的研究在日益进步。

但是,仍然有很多未知的部分尚待发掘。

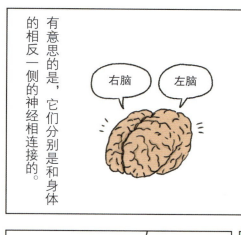
例如,脑可以分为左脑和右脑。

有意思的是,它们分别是和身体的相反一侧的神经相连接的。

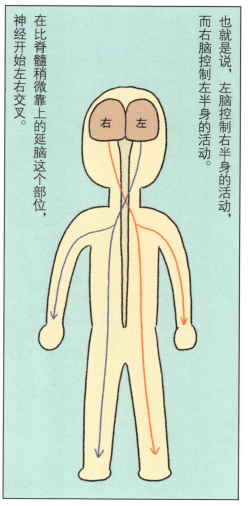
也就是说,左脑控制右半身的活动,而右脑控制左半身的活动。

在比脊髓稍微靠上的延脑这个部位,神经开始左右交叉。

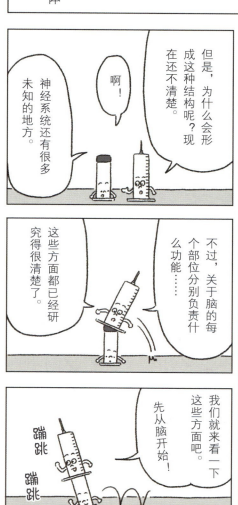
但是,为什么会形成这种结构呢?现在还不清楚。

啊!

神经系统还有很多未知的地方。

不过,关于脑的每个部位分别负责什么功能……

这些方面都已经研究得很清楚了。

我们就来看一下这些方面。先从脑开始!

蹦跳 蹦跳

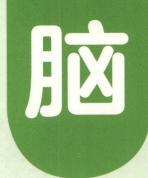

脑

脑是很重要的器官，被颅骨保护着，由大脑、小脑、脑干构成。脑像豆腐一样柔软，重约1.3千克。除了记忆、感情、判断等功能，脑还控制着维持体温、呼吸、免疫等和生命相关的功能。

此外，脑是在人体内最依赖血液的器官。心脏所输送的血液约有20%被输送到脑。

神经系统

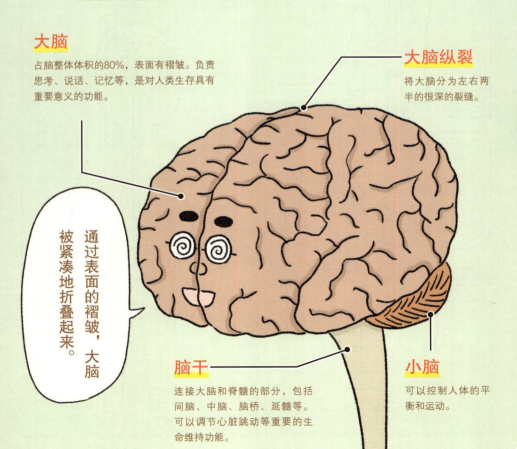

大脑
占脑整体体积的80%，表面有褶皱。负责思考、说话、记忆等，是对人类生存具有重要意义的功能。

大脑纵裂
将大脑分为左右两半的很深的裂缝。

通过表面的褶皱，大脑被紧凑地折叠起来。

脑干
连接大脑和脊髓的部分，包括间脑、中脑、脑桥、延髓等。可以调节心脏跳动等重要的生命维持功能。

小脑
可以控制人体的平衡和运动。

脑的切面结构

脑的结构很复杂！

大脑皮质（大脑）
大脑的表面部分，负责语言、记忆、创造等各种各样的功能（见p.98）。

视丘（脑干）
把除了味觉之外的其他所有感觉传递给大脑。

胼胝体（大脑）
连接左脑和右脑的部位。

视丘下部（脑干）
调节内脏的功能等，并控制体内环境的部位。

大脑

中脑（脑干）
与视觉和听觉等相关的部位。

扁桃体（大脑）
与恐怖、不安、喜欢和厌恶等感情相关的部位。

脑干

小脑

海马体（大脑）
与记忆和学习密切相关的部位，形状和海里的生物海马很像，因此人们给它取了这个名字。

海马体　　海马

延髓（脑干）
控制呼吸和心脏跳动等功能的部位。

神经系统

详细事项

大脑皮质的各个部分的功能

大脑皮质可以分为额叶、顶叶、枕叶、颞叶4个部分，而且每个部分的功能都不一样。

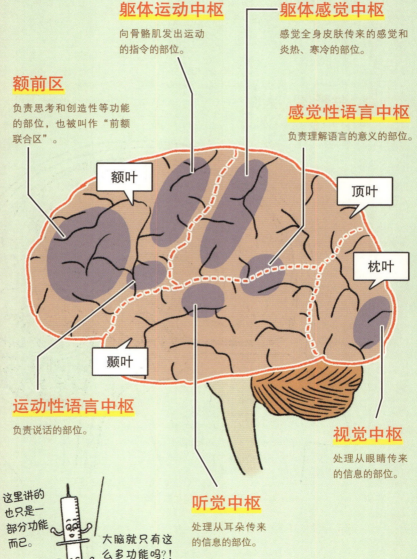

躯体运动中枢
向骨骼肌发出运动的指令的部位。

躯体感觉中枢
感觉全身皮肤传来的感觉和炎热、寒冷的部位。

额前区
负责思考和创造性等功能的部位，也被叫作"前额联合区"。

感觉性语言中枢
负责理解语言的意义的部位。

额叶

顶叶

枕叶

颞叶

运动性语言中枢
负责说话的部位。

视觉中枢
处理从眼睛传来的信息的部位。

听觉中枢
处理从耳朵传来的信息的部位。

这里讲的也只是一部分功能而已。

大脑就只有这么多功能吗？！

详细事项

神经系统

神经系统

想要分享的事项

脑的褶皱

如果把大脑表面的所有褶皱都伸展开,其总面积和报纸的一面(大约0.2平方米)差不多。此外,小脑表面也有细小的褶皱,如果把这些褶皱全部伸展开,其总面积和半面报纸的大小差不多。

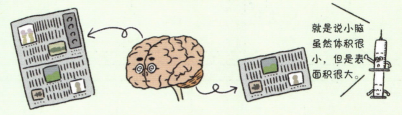

头痛和脑的关系

引起头痛的原因有很多,但是脑本身没有可以感觉到疼痛的部位。实际上是脑外面的膜和肌肉等感觉到疼痛。

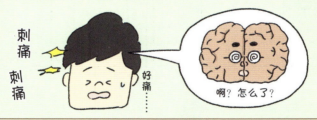

发生在身边的事项

什么是梦?

为什么人在睡觉时会做梦,这个问题还没有找到答案。不过,有研究表明,人在睡觉时脑会对清醒时的信息进行整理,做梦可能和这个有关。

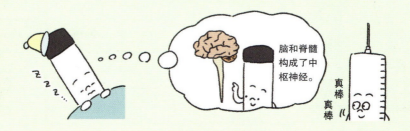

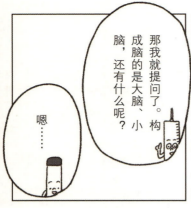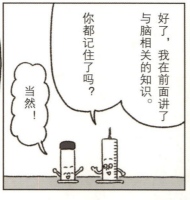

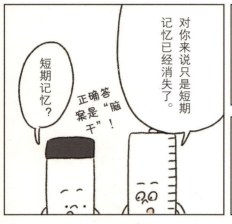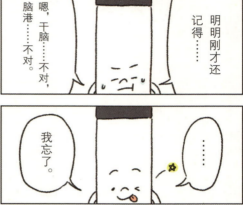

短期记忆	记住之后，经过数十秒到数分钟就会忘掉的记忆。 示例： 在打电话之前查询到的电话号码等。
长期记忆	记住之后，经过数小时，或者永远都不会忘掉的记忆。 示例： 自己家的电话号码、自己的名字等。 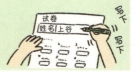

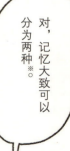

※ 有时会把感觉记忆（例如电车车窗外的一瞬间的风景等）也加进去，共有3种记忆。

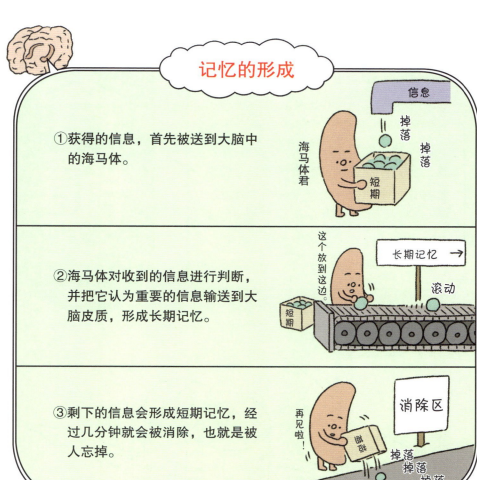
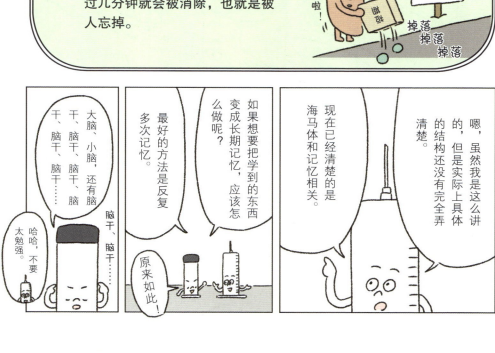

脊髓

脊髓是被脊柱（就是脊椎骨）保护着的器官，粗约1厘米，长约40厘米。脊髓上面与脑干连接在一起，从头部向下延伸至背部中央部位。

脊髓可以把身体各个部位的感觉传递到脑，并反过来把脑发出的指令传递到身体各个部位，相当于一个中转站。此外，类似于在摸到很热的东西的瞬间马上把手移开等"反射"的现象，也和脊髓有很大关系。

神经系统

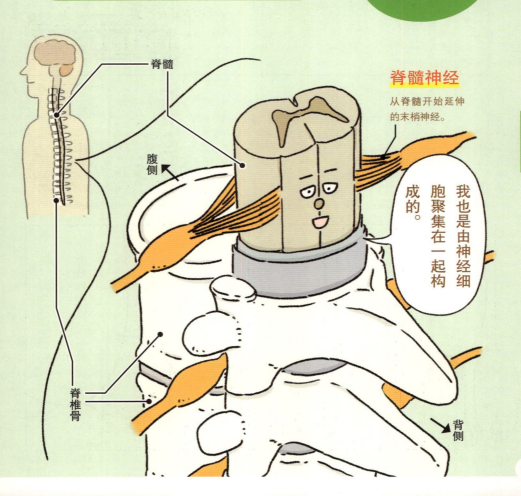

脊髓

腹侧

脊椎骨

脊髓神经
从脊髓开始延伸的末梢神经。

我也是由神经细胞聚集在一起构成的。

背侧

脊髓在"反射"中发挥作用

"反射"与人自身的意识无关,是指在受到刺激的瞬间产生的反应。

反射也可以分为很多种,例如在摸到很热的东西的瞬间马上把手移开的行为被称为"脊髓反射"。

因为不用经过脑,所以反射比通常的反应所需时间更短。

详细事项

神经系统

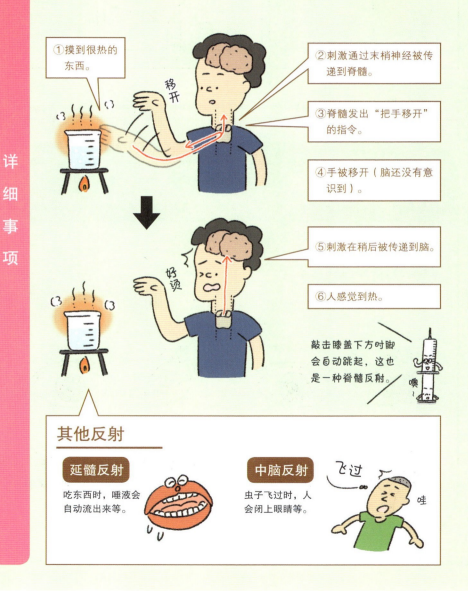

①摸到很热的东西。

②刺激通过末梢神经被传递到脊髓。

③脊髓发出"把手移开"的指令。

④手被移开(脑还没有意识到)。

⑤刺激在稍后被传递到脑。

⑥人感觉到热。

敲击膝盖下方时脚会自动跳起,这也是一种脊髓反射。

其他反射

延髓反射
吃东西时,唾液会自动流出来等。

中脑反射
虫子飞过时,人会闭上眼睛等。

周围神经

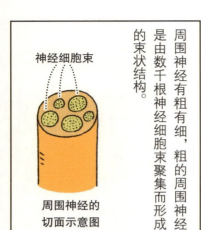

周围神经有粗有细,粗的周围神经是由数千根神经细胞束聚集而形成的束状结构。

神经细胞束
周围神经的切面示意图

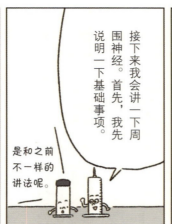

接下来我会讲一下周围神经。首先,我先说明一下基础事项。

是和之前不一样的讲法呢。

功能进行分类

植物神经: 主要负责调节内脏功能
(和人的意识无关)

交感神经
使身体处于兴奋、紧张状态

示例:

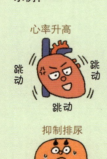
心率升高   瞳孔扩大
跳动 跳动 跳动

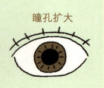

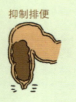
抑制排尿   抑制排便
收紧

副交感神经
使身体休息

示例:

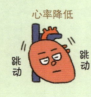
心率降低   瞳孔缩小
跳动 跳动

促进排尿   促进排便
流出   排出 排出

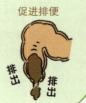

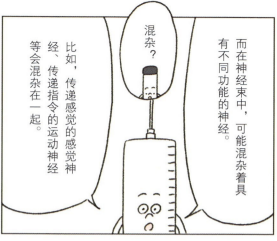

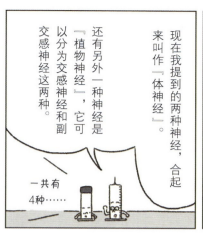

根据末梢神经的

体神经： 主要负责调节全身的运动和感觉（和人的意识有关）

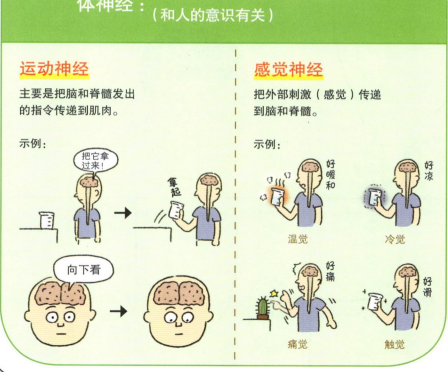

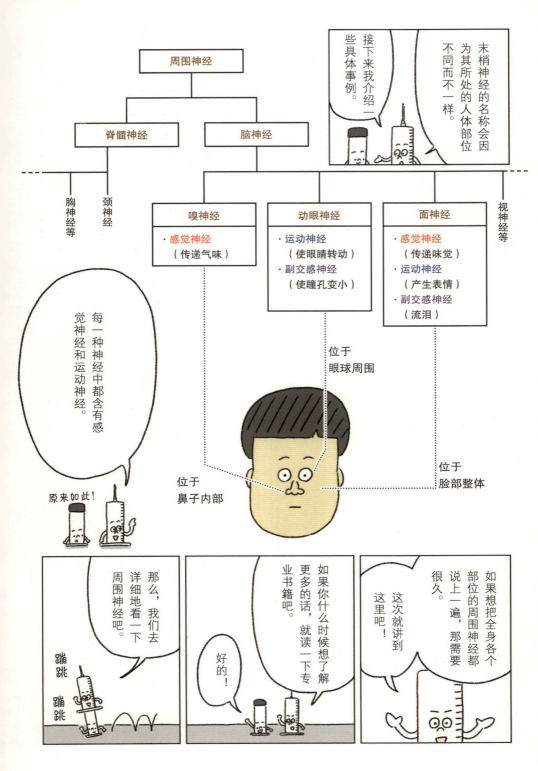

周围神经

周围神经是神经细胞的轴索部分聚集形成的束结构，它遍布全身各处。周围神经具有把外部刺激传递到脑，以及把指令从脑传递到全身各处的功能。

按照功能，可以把周围神经分为体神经和植物神经这两种。按照位置，可以分为脑神经和脊髓神经。

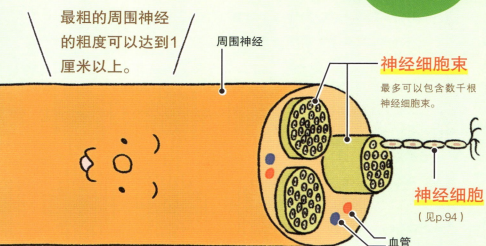

最粗的周围神经的粗度可以达到1厘米以上。

周围神经

神经细胞束
最多可以包含数千根神经细胞束。

神经细胞
（见p.94）

血管

发生在身边的事项

鸡皮疙瘩和自律神经的关系

因为突然变冷等原因引起的鸡皮疙瘩，与交感神经（植物神经的一种）有关。当人体受到强烈的外部刺激时，交感神经就会变得很活跃，立毛肌这种肌肉就会收缩。这时候，汗毛就会倒着立起来，毛孔处的皮肤也会变为凸起状态（鸡皮疙瘩）。

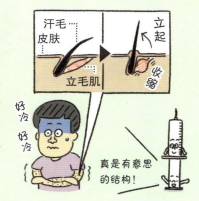

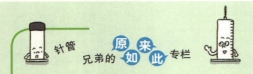

通过突触传递信息的过程

我们在前面讲过（见p.94），手的感觉或眼睛看到的景色等各种各样的信息会变成电信号，通过神经细胞（神经元）进行传递。

现在，我们就来详细讲一下神经细胞是怎样进行信息传递的。

神经细胞会伸出一根轴索，轴索通过突触这一结构与其他神经细胞和肌肉等连接。突触所在的部位实际上有一个很小的空隙，因此，神经细胞传递的电信号会变成化学物质，从而跳过这个空隙，这种化学物质叫作"神经递质"。

接下来，我们简单说明一下它的传递过程。

① 神经细胞传递的电信号刺激神经细胞的前端。

② 神经细胞前端会释放神经递质。

③ 下一个神经细胞或肌肉细胞，捕获神经递质。

④ 被捕获的刺激会变成新的电信号，继续被传递下去。

也就是说，通过"电信号"和"神经递质"的完美协作，人可以运动身体，可以用眼看到物体，可以完成各种各样的任务。

顺便说一下，研究证明"神经递质"有100种以上。比较有名的是可以使人变得兴奋的"肾上腺素"、可以使人镇静下来的"血清素"、可以降低血压的"GABA（γ-氨基丁酸）"等。如果生活不规律，这些物质就可能无法正常发挥作用，因此一定要注意。

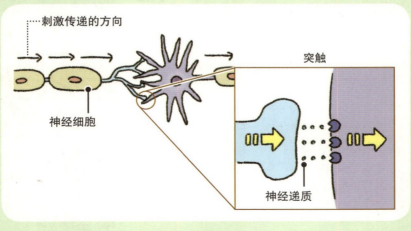

108

第 7 章
感觉系统

眼睛 / 耳朵 / 皮肤
毛发 / 指（趾）甲

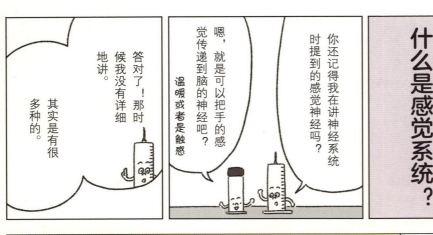
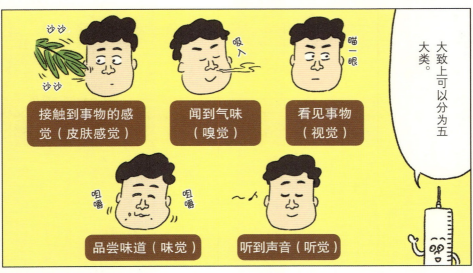
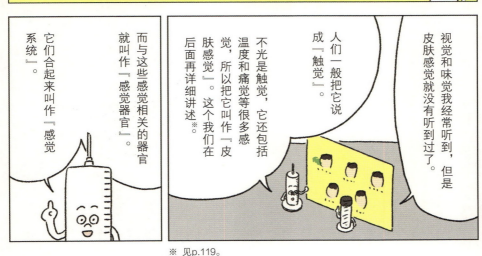

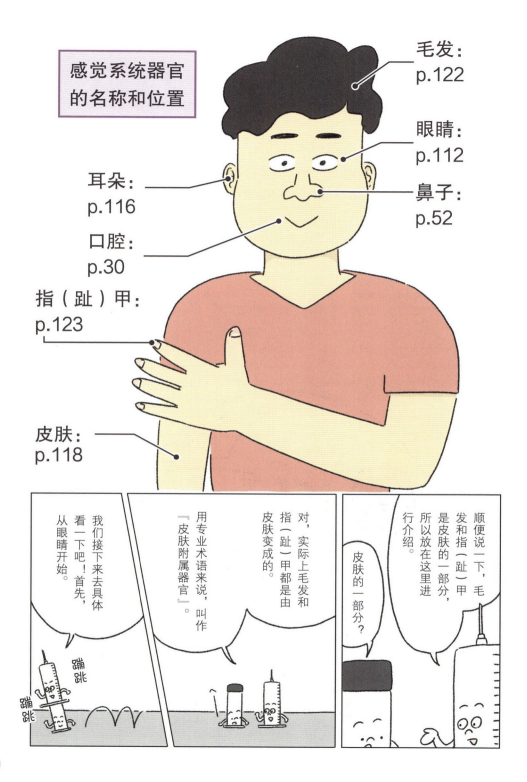

眼睛

眼睛是可以获得事物的颜色和形状、立体感等视觉信息的器官。

眼睛具有调节进入眼睛的光线量、调节焦距、感知光和颜色等功能。正是这些功能使人可以看到事物。

位于眼睛上方的泪腺会不断分泌出泪水,可以防止眼睛表面(角膜)干燥。此外,泪水中含有具有抗菌作用的物质,可以使眼睛保持清洁。

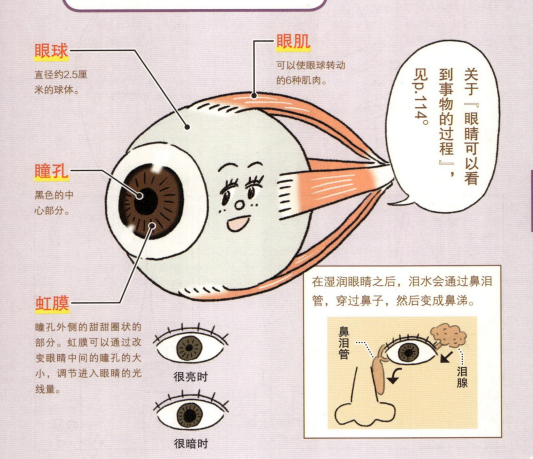

眼球
直径约2.5厘米的球体。

眼肌
可以使眼球转动的6种肌肉。

关于『眼睛可以看到事物的过程』,见p.114。

瞳孔
黑色的中心部分。

虹膜
瞳孔外侧的甜甜圈状的部分。虹膜可以通过改变眼睛中间的瞳孔的大小,调节进入眼睛的光线量。

很亮时

很暗时

在湿润眼睛之后,泪水会通过鼻泪管,穿过鼻子,然后变成鼻涕。

鼻泪管　泪腺

感觉系统

眼睛的切面结构

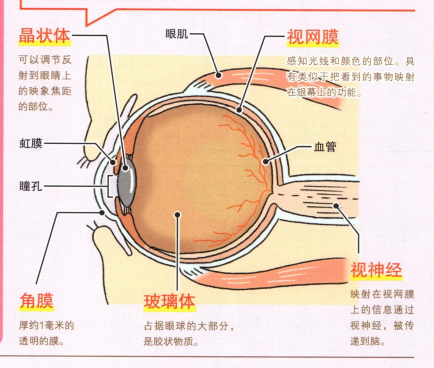

晶状体：可以调节反射到眼睛上的映象焦距的部位。

眼肌

视网膜：感知光线和颜色的部位。具有类似于把看到的事物映射在银幕上的功能。

虹膜

瞳孔

血管

角膜：厚约1毫米的透明的膜。

玻璃体：占据眼球的大部分，是胶状物质。

视神经：映射在视网膜上的信息通过视神经，被传递到脑。

虹膜的颜色

一方面，虹膜中含有黑色素这种色素成分。如果该成分的量比较多，虹膜就会呈现深褐色。如果该成分的量比较少，虹膜就会呈现蓝色或绿色。

另一方面，无论是任何人，虹膜中的瞳孔都是黑色的。因此，我们通常所说的"瞳孔颜色不同"，实际上是指虹膜的颜色不同。

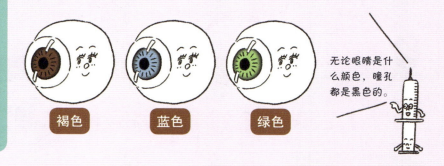

褐色　蓝色　绿色

无论眼睛是什么颜色，瞳孔都是黑色的。

感觉系统

具体事项

想要分享的事项

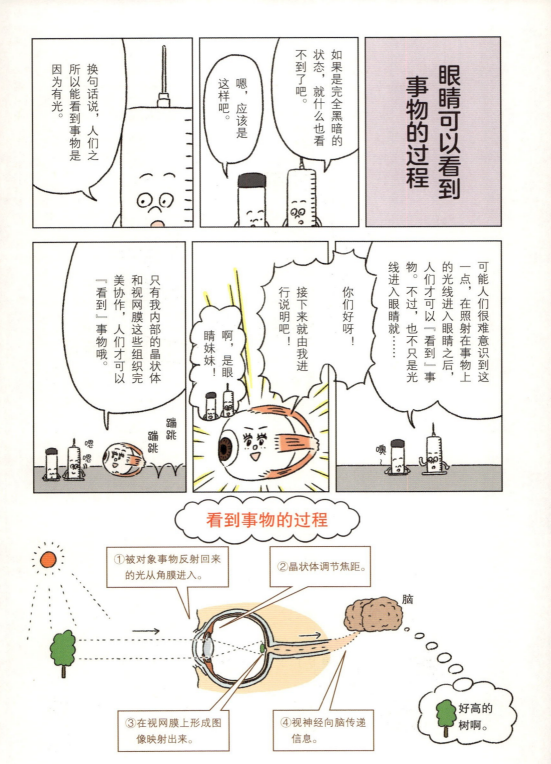

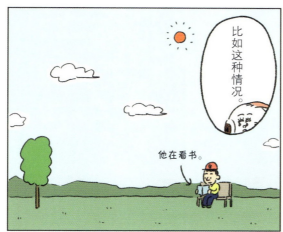
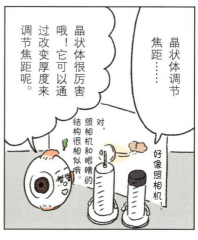
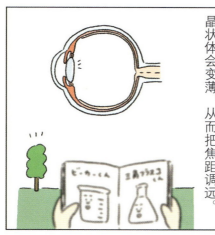
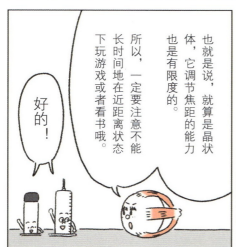
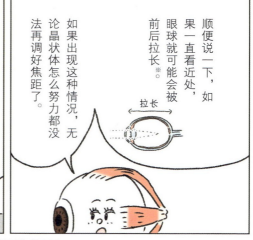

※ 因为这个情况造成的视网膜近处无法聚焦的情况，就叫作"近视"。

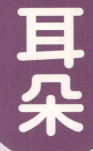

耳大致上可以分为外耳、中耳、内耳这3部分。耳不仅可以听到声音,还具有感知身体的旋转和倾斜程度的功能。而这个功能与内耳中的半规管和前庭有很大关联。

顺便说一下,人体内最小的骨骼镫骨(见p.15),就位于中耳中。

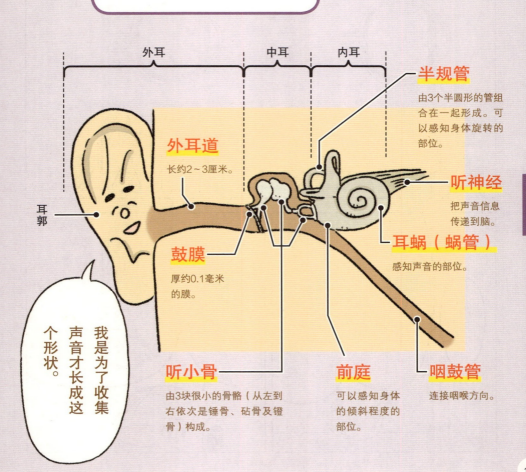

外耳道
长约2~3厘米。

半规管
由3个半圆形的管组合在一起形成。可以感知身体旋转的部位。

听神经
把声音信息传递到脑。

耳郭

鼓膜
厚约0.1毫米的膜。

耳蜗(蜗管)
感知声音的部位。

听小骨
由3块很小的骨骼(从左到右依次是锤骨、砧骨及镫骨)构成。

前庭
可以感知身体的倾斜程度的部位。

咽鼓管
连接咽喉方向。

我是为了收集声音才长成这个形状。

感觉系统

可以听到声音的结构

详细事项

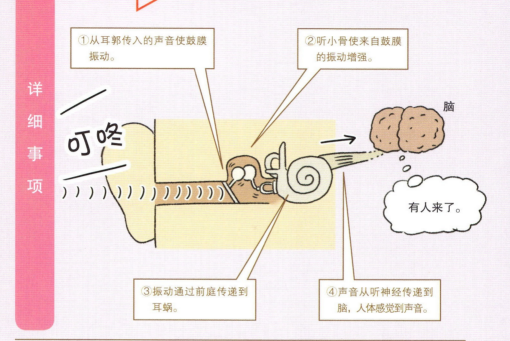

①从耳郭传入的声音使鼓膜振动。
②听小骨使来自鼓膜的振动增强。
③振动通过前庭传递到耳蜗。
④声音从听神经传递到脑，人体感觉到声音。

脑：有人来了。

自己的声音听起来是什么样的？

发生在身边的事项

用手机等录下来的自己的声音，听起来会与平常听到的自己的声音不一样。这是因为平常听到的自己的声音是通过空气传播进入耳朵（空气传导）的声音和通过颅骨传播的声音（骨传导）重合后产生的声音，而录下来的声音只是空气传导的声音。

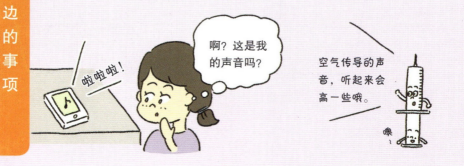

啦啦啦！
啊？这是我的声音吗？
空气传导的声音，听起来会高一些哦。

感觉系统

皮肤是覆盖全身，可以起到保护作用的器官，它由表皮、真皮、皮下组织这3层构成。人体全身的皮肤面积，如果是成年男性可以达到一张榻榻米（约1.6平方米）的大小。

除了保护人体不会受到外部环境中的紫外线、热量、细菌等的侵害，皮肤还可以通过排出汗液来降低体温。此外，皮肤还具有把触觉和温觉等皮肤感觉传递到脑这一感觉器官的功能。

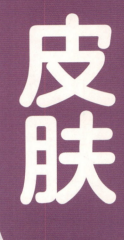

皮肤

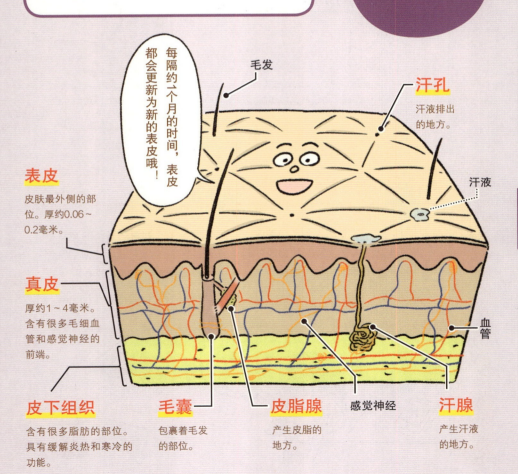

每隔约1个月的时间，表皮都会更新为新的表皮哦！

毛发

汗孔
汗液排出的地方。

汗液

表皮
皮肤最外侧的部位。厚约0.06～0.2毫米。

真皮
厚约1～4毫米。含有很多毛细血管和感觉神经的前端。

血管

皮下组织
含有很多脂肪的部位。具有缓解炎热和寒冷的功能。

毛囊
包裹着毛发的部位。

皮脂腺
产生皮脂的地方。

感觉神经

汗腺
产生汗液的地方。

感觉系统

详细事项

皮肤感觉的主要种类

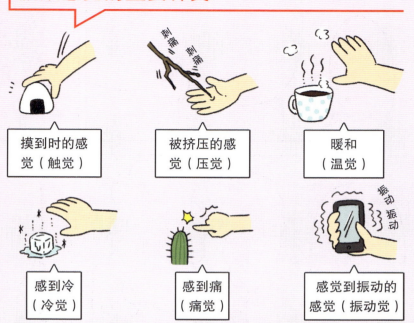

发生在身边的事项

为什么会被晒黑？

如果太阳光中含有的紫外线※长期直接照射皮肤，就会进入皮肤深处，带来破坏细胞等影响。

作为一项防御反应，表皮处会产生黑色素，它可以吸收紫外线，防止紫外线进入皮肤深处，这就是人们通常说的"晒黑"。不过，黑色素防御紫外线的效果有一定限度，因此我们要注意通过涂防晒霜等措施，防止紫外线直接接触皮肤。

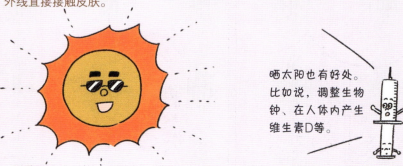

晒太阳也有好处。比如说，调整生物钟、在人体内产生维生素D等。

※ 太阳光中含有的一种光线。它会对皮肤造成伤害，严重的情况可能导致皮肤癌。

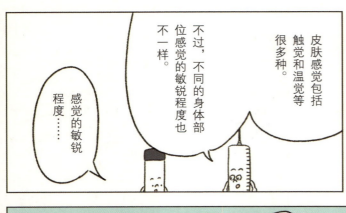
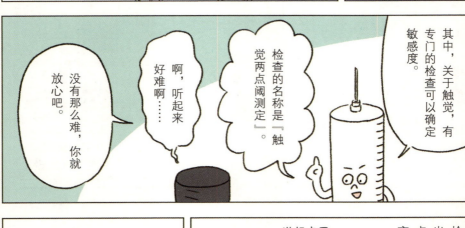
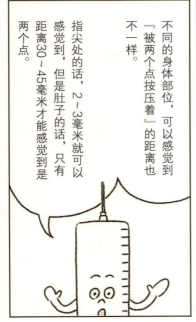
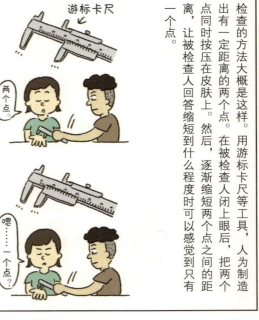

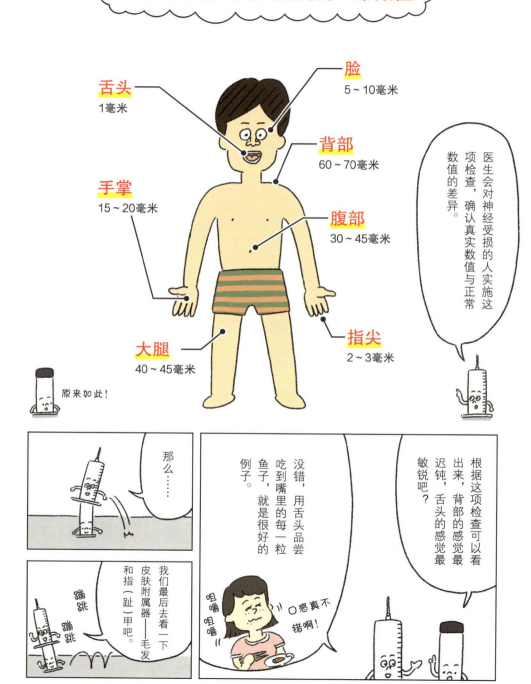

毛发

毛发是由皮肤的表皮细胞变化后形成的，除了手掌和脚底、嘴唇以外，几乎遍布人体全身。此外，毛发中含有黑色素这一成分，其种类和含量会影响毛发颜色。

毛发也有寿命，每过一段时间就会自然脱落。一般来说，头发的寿命是2~5年。

感觉系统

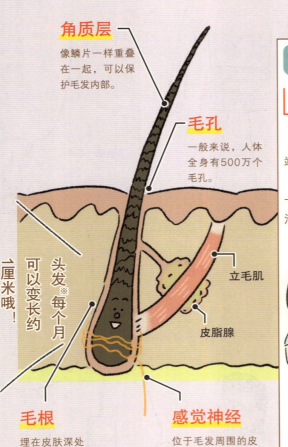

角质层
像鳞片一样重叠在一起，可以保护毛发内部。

毛孔
一般来说，人体全身有500万个毛孔。

立毛肌

皮脂腺

头发※每个月可以变长约1厘米哦！

毛根
埋在皮肤深处的部位。

感觉神经
位于毛发周围的皮肤内，因此毛发也能感知触觉。

※ 插图是头发示意图。

想要分享的事项

角质层的方向

角质层按照从毛发根部到前端的方向重叠排列。

因此，如果用手指用力夹住一根头发后滑动，不同的方向其滑动的难易度也会不一样。

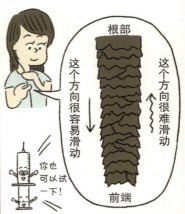

根部
这个方向很容易滑动
这个方向很难滑动
前端
你也可以试一下！

指（趾）甲

和毛发一样，指（趾）甲也是由皮肤变化后形成的，只在指尖背侧有。指（趾）甲不仅可以保护指尖，还可以在抓起东西，以及做出细微操作时起到作用。一般来说，指（趾）甲的生长速度是每周大约1毫米，年龄越低，生长速度越快。

顺便说一下，指（趾）甲的颜色是粉红色，是因为透过指（趾）甲看到了指（趾）甲内侧的毛细血管。

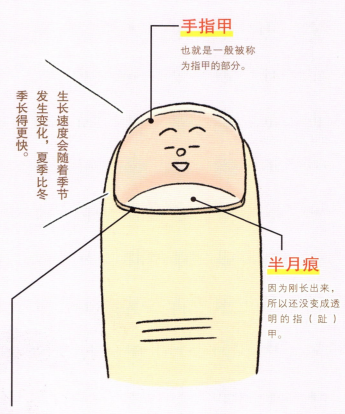

手指甲
也就是一般被称为指甲的部分。

生长速度会随着季节发生变化，夏季比冬季长得更快。

半月痕
因为刚长出来，所以还没变成透明的指（趾）甲。

甲上皮
覆盖在指（趾）甲周围的皮肤，也叫软皮。

感觉系统

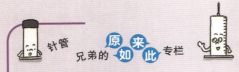

什么是过敏？

过敏是因为免疫（保护人体的防御系统）过度起作用而引起的。荨麻疹和皮肤发炎、瘙痒、打喷嚏和咳嗽等都是过敏症状。导致过敏的原因包括食物和花粉等各种各样的物质，这些物质被称为"变态反应原（过敏原）"。

过敏包括以下几种：

- ▼ **花粉症**：花粉进入体内引起的过敏。其症状包括：透明的鼻涕流个不停、经常打喷嚏、眼睛和鼻子瘙痒、流泪等。有时还会出现难以辨别味道和气味的症状。引起花粉症的花粉包括杉树和稻子、柏树、豚草等。

- ▼ **食物过敏**：人体对特定食物中含有的变态反应原起反应而引起的过敏。其症状包括荨麻疹、嘴里面瘙痒、全身变红、拉肚子等。引起过敏的食物包括：鸡蛋、牛奶、小麦、青花鱼和乌贼等水产品、香蕉等水果、大豆、花生、荞麦等。

- ▼ **接触性皮炎**：触摸变态反应原后大约两天之后引起的过敏。最典型的是金属过敏，主要症状包括皮肤发炎（湿疹和发红、瘙痒、水肿等）。

此外，过敏还可能引起短时间内全身血压降低等严重情况，导致出现意识障碍等可能危及生命的严重症状，这被称为"过敏性休克"。引起过敏性休克的原因有很多，包括蜂毒、食物、药物、天然橡胶等。

过敏也有可能在某一天突然发生。一般来说，食物过敏在儿童中比较常见，但也有可能在成年后才发病。过敏的治疗方法包括少量食用变态反应原，使人具有耐过敏性的口服免疫疗法，以及把蜂毒成分逐渐注射入体内的脱敏疗法等。原则上请在专业医师的指导下进行治疗。

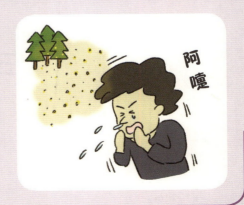

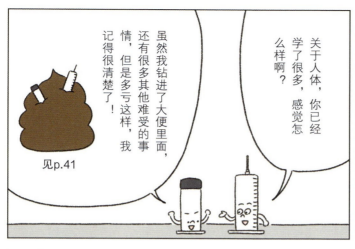

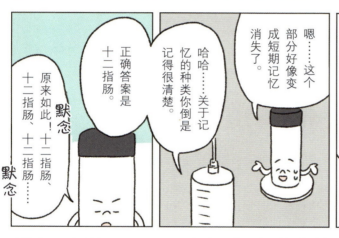
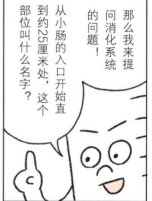
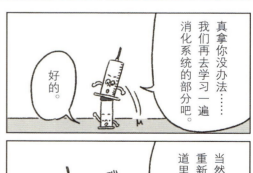
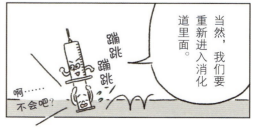

作者寄语

了解人体的结构，就是了解我们自己的身体，这将有助于我们更加珍惜自己的身体。希望大家能多读几遍这本书，变成了解自己身体的博士哦。

上谷夫妇

索 引

肌肉拉伤	21
肌肉疼痛	24
肌头	20
肌尾	20
鸡皮疙瘩	107
脊髓	93、102
脊髓神经	102、106
脊柱	13、102
记忆	100、101、125
甲上皮	123
肩胛骨	13
交感神经	104、105、107
角膜	113、114
角质层	122
铰链关节	19
结肠	38
结肠带	38
晶状体	113、114、115
精囊	82、88
精子	83、88
静脉	67、74、75
空肠	36、40
口腔	28、30
快肌	22、23
阑尾	38
肋骨	13
淋巴管	67、76
淋巴结	77
淋巴细胞	76
淋巴液	67、76
颅骨	13、15、18
卵巢	82、89
卵子	83、89
慢肌	22、23
盲肠	38、39
毛发	111、118、122
毛根	122
毛孔	122
毛囊	118
毛细淋巴管	77
感觉性语言中枢	98
肛门	28、40
睾丸	82、88
膈	58、60、61、62
肱二头肌	13
肱骨	13
股骨	13
股四头肌	13
骨代谢	17
骨缝	18
骨骼	12、13、14、18
骨骼肌	20、21
骨密质	14
骨膜	14
骨盆	13、90
骨松质	14
骨髓	14
骨折	24
骨质疏松症	17、24
鼓膜	116、117
关节	18、19
关节囊	19
过敏	124
咳嗽	55、62
海马体	97、101
汗孔	118
汗腺	118
黑色素	119、122
红细胞	66、72
虹膜	112、113
喉	51、54
呼吸系统	4、50、51
化学性消化	27
回肠	36、40
回盲口	38
会厌	54、55
机械性消化	27
肌腹	20
肌腱	20
肌肉	12、13、20、21、22、24
癌症	48
鞍状关节	19
白细胞	72
半规管	116
半月痕	123
膀胱	82、86
贲门	34
鼻毛	52、57
鼻子	51、52
扁桃体	97
表皮	118
表情肌	13
玻璃体	113
不规则骨	15
车轴关节	19
打嗝儿	62
打喷嚏	62
大便	39、40、41
大肠	28、38、40
大脑	96、97、99
大脑皮质	97、98
大脑纵裂	96
代谢物	76
胆囊	28、44
胆汁	43、45、47
蛋白质	26
动脉	67、74、75
额前区	98
耳朵	111、116
耳蜗（蜗管）	116、117
反射	92、103
肺	51、58、60、61
肺泡	56、59、60
肺循环	65
副交感神经	104、105、106
腹直肌	13
肝脏	28、42、43、44、46、47
肝总管	44
感觉神经	105、106
感觉系统	4、110、111

126

胸大肌 13	视丘下部 97	毛细血管 67、74、75、77
嗅上皮 53	视神经 113	梦 99
悬雍垂 30、54	视网膜 113、114	泌尿系统 4、80、81
血管 67、74、75	手指甲 123	脑 93、96、97、99
血浆 72、76	受精 83	脑干 96、97
血小板 72、73	输精管 82、88	尿(小便) 80、85、87
血液 64、65、66、67、69、72、74、75	输卵管 82、89	尿道 82、86
循环 64	输卵管伞 89	尿道内括约肌 86
循环系统 4、64、67	输尿管 84	皮肤 111、118
牙齿 30、31	树突 94	皮下组织 118
延髓 97	髓质 84	皮脂腺 118、122
眼肌 112	碳水化合物 26	皮质 84
眼睛 111、112、113、114	体神经 105	胼胝体 97
眼球 112	体循环 65	平滑肌 21
咽 51、54	听觉中枢 98	气管 51、56、60
咽鼓管 116	听神经 116	前列腺 86、88
胰腺 28、44	听小骨 116、117	前庭 116
胰液 44、45、47	瞳孔 112、113	球窝关节 19
阴道 89	头痛 99	躯体感觉中枢 98
阴茎 82、88	突触 94、108	躯体运动中枢 98
阴囊 82、88	唾液(口水) 30、47	韧带 19
营养成分 26	外鼻孔 52	韧带连接 18
幽门 34	外耳道 116	蠕动运动 33、35、41
右心房 68、69	微量元素 26	软腭 54、55
右心室 68、69	维生素 26	软骨 16
运动神经 105	味蕾 32	软骨连接 18
运动性语言中枢 98	胃 28、34	三角肌 13
着床 83、89	胃底 34	晒黑 119
真皮 118	胃溃疡 35	舌头 30、32
支气管 51、56	胃体 34	射精 88
脂肪 26	胃液 35、47	神经系统 4、92、93
直肠 38	细胞体 94	神经细胞 93、94、102、104、107、108
植物神经 104、105、107	消化 26、27	肾盂 84
指(趾)甲 111、123	消化道 29、36、38	肾脏 82、84
中脑 97	消化酶 27、45	生活习惯病 48、78
肿块 73	消化系统 4、28	生殖 82
周围神经 93、104、105、106、107	消化液 27、30、35、42、45、47	生殖系统 4、82
轴索 94、108	小肠 28、36、40	声带 54
蛀牙 31	小脑 96、97、99	十二指肠 36、40
子宫 82、83、89	心肌 21、68	十二指肠大乳头 44
左心房 68、69	心率 70、71	食管 28、33
左心室 68、69	心脏 67、68、70	视觉中枢 98
	心脏瓣膜 68、74	视丘 97

版权登记号：01-2022-3049

图书在版编目（CIP）数据

针管兄弟的人体大冒险 /（日）上谷夫妇著；刘旭阳译. -- 北京：现代出版社，2022.10
ISBN 978-7-5143-9942-4

Ⅰ.①针… Ⅱ.①上… ②刘… Ⅲ.①人体—少儿读物 Ⅳ.①R32-49

中国版本图书馆CIP数据核字（2022）第159002号

CHUSHAKI KYODAI GA MANGA DE OSHIERU！JINTAI NO NAZO ZUKAN
Copyright © 2021 Uetani Huhu, 2021 Syuji Takeuchi, 2021 EDIT CO., LTD.,
Original Japanese edition published by PARCO CO.,LTD.
Chinese translation rights in simplified characters arranged with PARCO CO.,LTD.
through Japan UNI Agency, Inc., Tokyo

针管兄弟的人体大冒险

作　　者	［日］上谷夫妇
译　　者	刘旭阳
责任编辑	李　昂
封面设计	八　牛
出版发行	现代出版社
通信地址	北京市安定门外安华里504号
邮政编码	100011
电　　话	010-64267325　64245364（传真）
网　　址	www.1980xd.com
电子邮箱	xiandai@vip.sina.com
印　　刷	北京瑞禾彩色印刷有限公司
开　　本	710mm*1000mm　1/16
印　　张	8
字　　数	76.8千
版　　次	2022年10月第1版　2022年10月第1次印刷
书　　号	ISBN 978-7-5143-9942-4
定　　价	58.00元

版权所有，翻印必究；未经许可，不得转载